臨床OT ROM治療

運動・解剖学の基本的理解から
介入ポイント・実技・症例への展開

編集 山本伸一
山梨リハビリテーション病院

三輪書店

執筆者一覧
(執筆順)

山本 伸一	山梨リハビリテーション病院, 作業療法士
丹羽 正利	杏林大学, 作業療法士
武田 清	健康科学大学, 医師
片岡 聡子	土佐リハビリテーションカレッジ, 作業療法士
箭野 豊	土佐リハビリテーションカレッジ, 作業療法士
磯野 弘司	春日居サイバーナイフ・リハビリ病院, 作業療法士
門脇 達也	養和病院, 作業療法士
高橋 栄子	富士温泉病院, 作業療法士
広田 真由美	甲斐リハビリテーションクリニック, 作業療法士
中島 雅人	石和温泉病院, 作業療法士
三瀬 和彦	甲府城南病院, 作業療法士
長澤 明	順天堂大学医学部附属順天堂東京江東高齢者医療センター, 作業療法士
井上 健	公立置賜南陽病院, 作業療法士
佐藤 真一	健康科学大学, 作業療法士
有泉 宏紀	市立甲府病院, 作業療法士
井上 稚菜	市立甲府病院, 作業療法士
青山 俊喜	市立甲府病院, 作業療法士
土居 史和	山梨リハビリテーション病院, 作業療法士
森下 和美	山梨リハビリテーション病院, 作業療法士
伴 美恵子	山梨リハビリテーション病院, 作業療法士
野上 雅史	山梨リハビリテーション病院, 作業療法士
松本 深雪	順天堂大学医学部附属順天堂東京江東高齢者医療センター, 作業療法士
玉垣 努	神奈川県立保健福祉大学, 作業療法士
林 正春	リハビリテーション中伊豆温泉病院, 作業療法士

序　文

　関節可動域（以下 ROM）への介入は，今も変わらずわたしたちの臨床に行われている治療である．ROM は，関節の可動域だけの問題で終わらない．それにまつわる感覚-知覚運動への影響，活動範囲や精神的波及等まで，見過ごしてはならないアプローチのひとつである．しかしながら，それに特化した作業療法の書籍が存在しないのも事実．もちろん，作業療法はリハビリテーション専門職のひとつである．であれば，当然ながらこの介入に対する指針があってもいい．

　本書の一部は，作業療法ジャーナルに「講座・これだけは知っておきたい！　解剖・運動学に基づいた ROM 治療」のシリーズとして掲載された論文で構成している．私自身が企画し，諸先生方に依頼を差し上げた．皆さん快く引き受けていただいた．掲載後は，思いもよらぬ反響が届いた．作業療法士が臨床で求めているということが確信に変わった．そう感じたのが出版への思いである．また，それを後押ししていただいたのが三輪書店のスタッフであった．本当にありがたい．この場を借りて感謝申し上げる．

　本書では，総論として関節の種類や構造，その基礎的知識を網羅．さらには，ROM 改善に向けた介入のための治療ポイントを述べている．また，how-to-touch としての基本から具体的触り方・動かし方の原則へ展開．各種関節の ROM 治療では，作業療法ジャーナルに掲載された論文に加えてさらなる手技を追加している．そして重要なのは，臨床における各種疾患への具体的特徴や介入方法までの症例報告を集約したことである．各疾患に対して，対象者の「個別性へのリハビリテーション」のためにセラピストがどのように介入したのかをわかりやすく解説している．

　これがすべてではない．臨床は展開の繰り返しである．作業療法が誕生したのが昭和 40 年．現場は四苦八苦したなかで，苦労と喜びがあった．それは対象者とともに…．これらの歴史は嘘をつかない．常に進化し続ける．本書は，現状における「臨床 OT ROM 治療」を統括した書籍である．できる限りの「力」で結集した．しかし，まだまだ発展の余地がある．それは，対象者との出会いがある限り…．

　　　　　　　　　未来を創りましょう．
　　　　　　　　　対象者のために．
　　　　　　　　　わたしたちのために．

　最後に，各執筆者にご協力いただきました対象者様，そしてご助言・ご指導いただきました諸先生方に深謝申し上げます．

　　　　　　　　　　　　　　　　　　　　　　　　2015 年 4 月
　　　　　　　　　　　　　　　　　　　　　　　　執筆者を代表して
　　　　　　　　　　　　　　　　　　　　　　　　山梨リハビリテーション病院
　　　　　　　　　　　　　　　　　　　　　　　　作業療法士　山本伸一

目次

序文

第Ⅰ部　総論
解剖・運動学に基づいた ROM 治療とは 2

第Ⅱ部　上肢・体幹の構造とROM治療
1．肩甲帯-肩関節 26
2．肩関節 51
3．肘関節 69
4．手関節 78
5．手 90
6．体幹（骨盤周辺） 109

第Ⅲ部　下肢の構造とROM治療
1．股関節 126
2．膝関節 137
3．足関節 143

第Ⅳ部　症例報告―疾患別ROM治療の実践
1．上腕骨骨折 152
2．橈骨遠位端骨折 161
3．拘縮肩 169
4．脳血管障害―上肢（肩甲帯） 178
5．脳血管障害―上肢（手） 189
6．脳血管障害―下肢 202
7．脊髄損傷 211
8．関節リウマチ 221

索引 250

第I部
総論

解剖・運動学に基づいた ROM 治療とは

解剖・運動学に基づいた ROM 治療とは

山本伸一, 丹羽正利, 武田　清

はじめに

　関節可動域(以下，ROM)への介入は，作業療法士にとって今もなお重要な治療プログラムの1つである．しかし，その反面ではあたり前のことのように処理されているような気がしてならない．「関節を動かせばいい」…そうではない．筆者自身は，脳血管障害者を主とした臨床を約30年．就職当時は，関節拘縮や筋の短縮・肩の痛みなど，なぜこのような状態になるのかが疑問であった．動かせば防げたであろうか．また，本当に動かして(必要な関節が動いて)いたのだろうか．

　近年，ROMテストでは「基本軸」「移動軸」をベースとしている．果たしてこの知識だけでROMの改善が見込めるのか．当然ながら臨床では，それは難しい．おそらく読者の方々も同感であろう．一例として，上肢機能ではご存じのように肩甲帯〜肩関節は複雑であり，代償運動となりやすいことから，本来の必要な動きを引き出すことが求められる．これには肩甲-上腕リズムに則った複合的関節運動が重要であり，「基本軸」と「移動軸」だけでの改善は困難である．

　総論では関節の種類や構造，そしてROM制限についての基礎的知識を網羅する．さらには，ROM改善に向けた治療ポイントを述べる．また，how-to-touchとしての基本から具体的触り方・動かし方へと展開する．

各関節の種類，構造の特徴

　関節は，連結の形状により滑膜性関節，線維性関節，軟骨性関節に分けられる．線維性関節と軟骨性関節は，不動結合で動きは少ないかまったく動かない．一般的に関節という場合，可動結合の滑膜性連結をいう．骨と骨が間隙によって分離され，間隙の内面に滑膜をもつ．一般構造は，関節面，関節腔(関節面の間にある隙間)，関節包(関節面と関節腔を覆う)，靱帯，関節

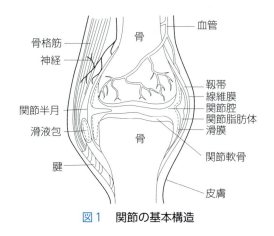

図1　関節の基本構造

円板，関節半月，滑液包などによって構成されている（図1）．関節面は，一方は凸で他方は凹になっている．凸状の骨端を関節頭，凹状の骨端を関節窩，両者の表面を関節面という．関節面は厚さ1〜3 mmの関節軟骨で覆われ，関節軟骨はリンパ管，神経，血管をもっていないので栄養は滑液から供給され，痛みは感じない．関節包は，外層の線維膜と内層の滑膜からできていて，線維膜は骨膜の続きで，丈夫で神経に富んでいる．滑膜は血管に富む結合組織で滑液を分泌し，滑液は潤滑油の役目と関節軟骨に栄養を供給する．靱帯は結合力を補い，過度の動きを制限する．関節円板あるいは関節半月は関節面の間にある線維性軟骨の小板である．一部の関節では関節窩周辺に関節窩の深さを補うために関節唇があり，それは線維軟骨性の構造物である．これらすべての構造物と骨格筋や皮膚などの一部にでも異常が生じると正常な関節運動ができず，ROM制限が生じる．

　人体には大小約200個の滑膜関節があり，形態や特性によりさまざまな分類がなされている．関節をつくる骨の数によって，2個の骨から成るものを単関節，3個以上の骨から成るものを複関節という．運動軸の数によって，1軸性関節，2軸性関節，3軸性関節，多軸性関節に分ける．また，関節面の形状から，球関節，楕円関節，顆状関節，蝶番関節，車軸関節，鞍関節，平面関節に分類される．

　以下に，上肢・下肢に存在する各関節の種類と構造について，その特徴，関節構造，運動を概説する．詳細は各論を参照していただきたい．

1．肩関節

1）特徴

　　肩関節は，鎖骨，肩甲骨，上腕骨，胸骨の4つの骨で構成され，肩複合体とも呼ばれる．胸鎖関節，肩鎖関節，肩甲上腕関節，肩甲胸郭関節の4つの関節で構成される．胸鎖関節は体幹と上肢帯を唯一連結していて，可動域は生体内で最も大きい．関節の結合性は弱いが，多くの靱帯や筋によって安定性がつくられている．

2）関節構造（図2）

　　肩甲胸郭関節は，肩甲骨と胸郭の直接的な接触はなく解剖学的な関節分類に属さないが，関節運動からとらえた場合，運動学的に機能的関節と考えられている．ほかの3関節は，滑膜関節である．

a．胸鎖関節

　　胸鎖関節は，鞍関節であり，鎖骨の内側端と胸骨および第1肋骨軟骨部を連結する．鎖骨と胸骨の間には関節円板があり，衝撃を吸収している．前・後胸鎖靱帯，肋鎖靱帯，鎖骨間靱帯により補強されている．関節の動きは胸骨に対して鎖骨が動き，挙上-下制，前傾-後傾，回旋の動きに関係する．

b．肩鎖関節

　　肩鎖関節は，平面関節であり，肩甲骨と鎖骨を連結する．関節面は狭く浅いため不安定であるが，関節円板と上・下肩鎖靱帯，鎖骨と烏口突起間にある烏口鎖骨靱帯によって安定性が補強されている．関節の動きは鎖骨に対して肩甲骨が動き，上方-下方回旋，内転-外転の動きに関係する．

c．肩甲上腕関節

　　肩甲上腕関節は，球関節であり，上腕骨頭と肩甲骨関節窩を連結し，一般的に肩関節と呼ばれている．関節窩は上腕骨頭よりも浅く小さいが，そこを囲む関節唇が深く大きくなっている．回旋筋腱板と上・中・下関節上腕靱帯，烏口上腕靱帯によって補強されている．関節の動きは肩甲骨関節窩に対して上腕骨頭が動き，屈曲-伸展，外転-内転，外旋-内旋の動きに関係する．

d．肩甲胸郭関節

　　肩甲胸郭関節は，肩甲骨と胸郭の直接的な接触はなく，運動学的に機能的関節と考えられている．関節面は，肩甲骨の前面と胸郭の後面が接する面である．主な役割は，腕と体幹の運動範囲や肩甲上腕関節の運動を増大することである．関節の動きは胸郭に対して肩甲骨が動き，上方-下方回旋，内転-外転，挙上-下制の動きに関係する．

3）運動

　　肩関節は，上記4つの関節で構成される肩複合体である．したがって，そ

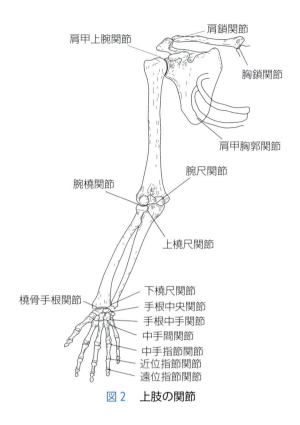

図2 上肢の関節

の運動は上記4つの関節が関与するが，一般的に上腕と体幹の間で形成される角度によって示される．

肩甲帯は，挙上-下制，上方-下方回旋，内転-外転，前傾-後傾がある．

肩関節は，屈曲-伸展，内転-外転，水平屈曲-水平伸展，内旋-外旋，分回し運動がある．肩関節外転時，肩関節固有の運動に肩甲骨の上方回旋運動を伴い，肩関節が2°外転で，肩甲骨が1°上方回旋する（肩甲上腕リズム）．

2．肘関節と前腕

1）特徴

肘関節は，上腕骨遠位部，橈骨と尺骨の近位部によって構成され，肩関節同様に単一の関節ではなく，複合関節である．腕尺関節，腕橈関節，上橈尺関節の3つの関節で構成される．肘の屈曲-伸展運動が十分行えるように，前後面の関節包は比較的緩やかであるが，内外側は内転-外転方向の動きを抑えて安定性を保持するために強固になっている．

2）関節構造（図2）

腕尺関節，腕橈関節，上橈尺関節の3つの関節で構成される複合関節であ

る．腕尺関節，腕橈関節では肘関節の屈曲-伸展が，上橈尺関節，下橈尺関節では回内-回外の運動が生じる．下橈尺関節は手関節に含まれることは多いが，上橈尺関節とともに前腕の回内-回外の運動に関係するので一緒に概説する．

a．腕尺関節

腕尺関節は，上腕骨滑車と尺骨滑車切痕から成る蝶番関節で，滑車切痕の関節面は骨幹部に対して橈側へ5～10°傾斜し，肘関節伸展時の肘角（運搬角）をつくる．内側側副靱帯は腕尺関節の連結を補強する．肘関節の屈曲-伸展運動に関係する．

b．腕橈関節

腕橈関節は，上腕骨小頭と橈骨頭（関節窩）の間の球関節である．外側側副靱帯，橈骨側副靱帯は腕橈関節の連結を補強する．肘関節の屈曲-伸展運動，前腕の回内-回外運動に関係する．

c．上橈尺関節

上橈尺関節は，橈骨の関節環状面と尺骨の橈骨切痕が連結した車軸関節である．側副靱帯や骨間膜などの結合組織によって支持されているほか，橈骨輪状靱帯が橈骨と尺骨を強靱に結合している．前腕の回内-回外運動に関係する．

d．下橈尺関節

下橈尺関節は，尺骨頭の関節環状面と橈骨の尺骨切痕が連結した車軸関節である．関節の連結は，関節円板，掌側橈尺靱帯，背側橈尺靱帯，前腕骨間膜によって補強されている．上橈尺関節とともに前腕の回内-回外運動に関係する．

3）運動

肘関節は，蝶番関節と車軸関節によって構成され，腕尺関節と腕橈関節で屈曲-伸展運動が，上橈尺関節と下橈尺関節で回内-回外運動が生じる．肘関節で可能な運動の種類とその範囲は，肩関節に比較して非常に少ない．これは肘関節がそれほど複雑でない構造と単純な靱帯性組織によってできているからである．

3．手関節と手指

1）特徴

手関節は，8つの手根骨と前腕骨で構成される複合関節である．橈骨手根関節，手根中央関節の2つの関節で構成される．関節包は緩く，靱帯が全体を覆っている．手関節の運動は橈骨手根関節と手根中央関節によって形成さ

れる複数の関節面の運動が組み合わさって，掌屈-背屈，橈屈-尺屈，分回し運動が起こる．

2）関節構造（図2）

a．橈骨手根関節

橈骨手根関節は，橈骨遠位端の手根関節面，関節円板と手根骨（舟状骨，月状骨，三角骨）から成る楕円関節である．尺骨と豆状骨は直接関節には含まれない．関節包は薄く，背側・掌側橈骨手根靱帯で補強される．手根骨の近位関節面の凸面が橈骨の遠位関節面の凹面をすべることで，掌屈-背屈，橈屈-尺屈の運動が起こる．

b．手根中央関節

手根中央関節は，手根骨の近位列と遠位列から成る顆状関節で，近位列は舟状骨，月状骨，三角骨から，遠位列は大菱形骨，小菱形骨，有頭骨，有鉤骨から成り，相互に凸状と凹状を成している．骨間・背側・掌側手根管靱帯，放射状手根靱帯などによって補強されている．遠位手根骨列が近位手根骨列の関節面上をすべることで，掌屈-背屈，橈屈-尺屈の運動が起こる．

c．手指の関節

手指の関節は，19個の骨の集まりで構成され，骨は単純な直列配列で単純であるが多様な把握運動を可能にする．

① 中手間関節：中手間関節は，第2〜5指中手骨の底部間で相互に向き合う半関節である．関節包と靱帯を第2〜5指手根中手関節と共有する．運動はわずかにずれる程度である．

② 手根中手（CM：carpometacarpal）関節：第2〜5指は，中手骨底と手根骨遠位列で構成される鞍関節である．背側・掌側手根中手靱帯，骨間靱帯によって補強されている．第2指と第3指の関節には可動性がほとんどないが，第4指と第5指の関節には若干の可動性があり，母指との対立運動に関係する．母指はほかと比べ可動性が大きく，橈側外転-尺側内転，掌側外転-掌側内転，分回し運動，把持などに必要な対立運動が可能である．

③ 中手指節（MP：metacarpophalangeal）関節：第2〜5指は，中手骨遠位端と基節骨近位端で構成される顆状関節である．側副靱帯，深横中手靱帯，骨間筋や伸筋腱等によって補強されている．屈曲-伸展，外転-内転の運動が可能である．母指はほかと比べ可動性が小さく，屈曲-伸展運動が主で，外転-内転運動はわずかである．

④ 指節間（IP：interphalangeal）関節：第2〜5指は，基節骨，中節骨，末節骨があり，基節骨と中節骨で近位指節（PIP：proximal interphalangeal）関節，中節骨と末節骨で遠位指節（DIP：distal interphalangeal）関節を

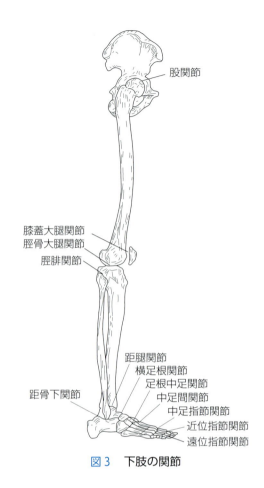

図3 下肢の関節

形成する．母指は，中節骨がないためIP関節のみである．関節包は緩く，側副靱帯によって補強される．屈曲-伸展，外転-内転の運動が可能である．

3）運動

手関節は，掌屈-背屈，橈屈-尺屈，分回し運動が可能である．橈骨手根関節と手根中央関節はさまざまな程度でそれらの運動に関与する．手関節はその運動を支配する多関節筋などの影響により，前腕の回内-回外の状態，手指の屈曲-伸展の状態によってその可動性に制限が生じる．

手指の関節は，多くの骨から多くの関節が形成され複雑な運動を可能にしている．その主たるものは，把握やつまみ動作である．母指の各関節は他指の関節と比べ異なった構造となっていて，対立動作を生み出し，強力あるいは巧緻な把握を可能にしている．

4. 股関節

1）特徴

股関節は，3軸性の球関節で，靱帯や線維軟骨組織である関節唇を有し，ほかの関節とは異なり安定性と可動性という拮抗した機能をもつ．大腿骨骨頭部と骨幹部とが頸体角として120〜130°の角度を形成するため，運動軸は垂直軸に対して約3°傾いている．上方からみると，骨頭は前方に10〜30°の角度（前捻角）を向いている．股関節は肩関節に次いで運動範囲の大きい関節であるが，体幹と下肢を連結し，体重を支持したり歩行などの移動に関与するため強固にできている．

2）関節構造（図3）

股関節は，寛骨の関節窩である寛骨臼と関節頭である大腿骨頭から成る球関節（臼状関節）である．関節窩は骨頭の2/3を入れ，さらに関節周囲の関節唇と寛骨臼横靱帯が補っている．関節包は強靱で，大腿骨頭靱帯，輪帯，腸骨大腿靱帯，恥骨大腿靱帯，坐骨大腿靱帯によって補強される．

3）運動

大腿骨頭は寛骨臼の関節面上で大腿骨骨幹部の動きとは反対方向にすべる．屈曲-伸展，内転-外転，内旋-外旋，分回し運動が可能である．

5. 膝関節

1）特徴

膝関節は，大腿骨遠位部，脛骨近位部，膝蓋骨から構成される複関節で，3つの関節で構成される．一般的に膝関節というと脛骨大腿関節のことであるが，人体中最も大きな関節で，体重を支持し，屈曲-伸展運動とわずかな回旋運動が可能である．それ以外に，膝蓋骨と大腿骨遠位前面から構成される膝蓋大腿関節，膝の外側に位置し脛骨外側顆の腓骨関節面と腓骨頭内側の腓骨頭関節面で形成される脛腓関節がある．

2）関節構造（図3）

a．脛骨大腿関節

脛骨大腿関節は，大腿骨下端にある内側顆，外側顆の両顆と脛骨上端の上関節面により構成される蝶番関節の亜型（らせん関節）である．関節包は，大腿骨，脛骨，膝蓋骨を1つに包む．膝蓋靱帯，内側・外側側副靱帯，前・後十字靱帯が連結を補強する．脛骨の上関節面の両側に内側・外側半月板が存在する．

b．膝蓋大腿関節

膝蓋大腿関節は，膝蓋骨の内外側関節面と大腿骨遠位の内外顆膝蓋面により構成される鞍関節である．関節包は，脛骨大腿関節と共有する．膝蓋靱帯，内側・外側膝蓋支帯が膝蓋骨と脛骨を，半月膝蓋靱帯が膝蓋骨と半月板を結び固定している．

c．脛腓関節

脛骨と腓骨は，上端で滑膜関節である脛腓関節，下端で靱帯結合である脛腓結合により連結される．脛腓関節は，膝の外側に位置し，脛骨外側顆の腓骨関節面と腓骨頭内側の腓骨頭関節面で形成される平面関節である．前・後腓骨頭靱帯，外側側副靱帯により固定される．

3）運動

膝関節は，屈曲−伸展運動と回旋運動を行う．屈曲−伸展運動は，大腿骨の脛骨上の転がり運動とすべり運動の複合運動である．伸展位から屈曲運動の初期には転がり運動だけで，徐々にすべり運動が加わり，終期にはすべり運動だけとなる．伸展位から屈曲運動の初期には，大腿骨と脛骨の間で回旋運動が起こる．伸展位から屈曲初期には，脛骨は大腿骨に対して内旋し，屈曲位から伸展していくときには外旋する．

6．足関節と足部

1）特徴

足関節と足部は，7個の足根骨，5個の中足骨，14個の指骨の計26個の骨から構成される．起立や歩行時の基底面となり，体重を支持し，衝撃時には力を分散する．そのため靱帯が発達し運動が制限される．また，アーチを形成し，滑らかな歩行を保障する安定した構造を形成する．足関節は，距腿関節と距骨下関節を1つの機能的単位とみなす．足部には，横足根関節，指節間関節などがある．

2）関節構造（図3）

a．距腿関節

距腿関節は，脛骨の下関節面と内果および腓骨外果と距骨上面の滑車で構成される蝶番関節である．内側側副靱帯（三角靱帯），外側側副靱帯（前・後距腓靱帯，踵腓靱帯）によって補強される．背屈−底屈運動に関係する．

b．距骨下関節

距骨下関節は，距骨の下関節面と踵骨の上関節面から成る関節で，前・中・後距踵関節の3つの部分で接合する顆状関節である．内側・外側踵靱帯，骨間距踵靱帯によって補強される．外がえし（背屈−外転−回内）と内がえし（底

屈-内転-回外）の運動が起こる．

c．横足根関節

横足根関節は，内側の距舟関節と外側の踵立法関節から成る．ショパール関節ともいう．足背に距舟靱帯，二分靱帯，足底に踵舟靱帯，長足底靱帯によって補強される．長足底靱帯は，足底腱膜とともに足の縦アーチを形成するのに役立っている．可動域は小さく，底屈-背屈，内転-外転，外がえし-内がえしの運動が起こる．

d．足根中足関節

足根中足関節は，遠位足根列と第1～5中足骨と間の関節で，リスフラン関節ともいう．すべて平面関節で，背側・底側足根中足靱帯や骨間足根中足靱帯により補強され，横のアーチを形成するのに役立っている．可動域は小さく，底屈-背屈，内転-外転の運動が起こる．

e．足指の関節

① 中足間関節：中足骨相互の半関節である．背側・底側・骨間中足靱帯により補強される．足の横アーチが形成される部位である．

② 中足指節関節：中足指節関節は，各中足骨頭と各基底骨底で構成される球関節である．関節包は緩く，内側・外側側副靱帯，底側靱帯，深横中足靱帯，伸筋の腱膜によって補強される．

③ 指節間関節：指節間関節は，基節骨と中節骨との間のPIP関節と，基節骨と末節骨との間のDIP関節に分けられる．いずれも蝶番関節で適合性はよい．内側・外側側副靱帯，底側靱帯，伸筋の腱膜によって補強される．

3）運動

足関節と足部は，手関節と手部の構造と類似点を有するが，それらの複合体全体での支持能力機能あるいは安定性や運動性などの機能に反映された構造になっている．足関節は，内・外顆付近に存在する軸で回転する底屈-背屈運動が基本である．また，内転-外転，回内-回外の運動が，背屈-外転-回内を複合した外がえし，底屈-内転-回外を複合した内がえしの運動が起こる．足指は，屈曲-伸展の運動が主である．中足指節関節の過伸展は，歩行時に足部上を身体が移動していくのに役立つ．

 ## 関節可動域制限とは

ROM制限，つまりROMの異常をとらえる場合，「関節可動域表示ならびに測定法（日本整形外科学会，日本リハビリテーション医学会，1995）」によ

れば，参考可動域の箇所で「関節可動域は年齢，性，肢位，個体による変動が大きいので，正常値は定めず参考可動域として記載した．関節可動域の異常を判定する場合は，健側上下肢の関節可動域，参考可動域，関節可動域の参考値一覧表，年齢，性，測定肢位，測定方法などを十分考慮して判定する必要がある」と記載されている[1]．したがって，これらの参考可動域に満たない場合にROM制限があるという．

ROMは，関節の自動あるいは他動運動によって計測される．自動運動によるROMは，随意運動を評価するには適しているが，筋力，協調性，拮抗筋や軟部組織の影響などに左右され，関節そのもののROM制限をとらえるには不向きである．したがって，他動運動によるROMを測定する必要がある．そのとき，ROM制限を正確に評価し，ROMの異常の原因を検討しなければならない．

1．関節可動域制限の原因

ROM制限の原因として，傷病による避けられない関節固定，脳血管障害などの中枢神経疾患の麻痺側の重症度・痙縮や痛み・浮腫，また，年齢や罹病期間などが考えられる．年齢以外は関節の不動がROM制限の発生要因の主である．

ROM制限の年齢の影響については，関節周囲の結合組織（コラーゲンが主成分）が加齢によって変化することが主な原因と考えられている．さらに高齢化に伴う筋力低下が関節運動の機会を減らしていき，ROM制限を助長していると考えられる．

疾病の急性期においては，リスク管理などのため身体活動が制限される．その後の回復期，維持期と進むにつれてROM制限の頻度も高くなるようである．そのため罹病期間の長期化がROM制限の発生に大きく関係していると考えられる．

脳血管障害の場合，痙縮がROM制限の発生に関与すると考えられている．痙縮による筋収縮の持続が関節の不動と強く関係すると考えられる．

痛みが発生している場合，末梢器官から脊髄後角への入力が持続し感作状態となり，この影響で運動ニューロンが刺激され，筋スパズムが誘発される．この状態が持続すると関節の不動も継続されROM制限が発生すると考えられる．さらにこの状態の持続は，新たな痛み物質の生成につながり悪循環となっていくと考えられている．また，浮腫の発生は軟部組織の器質的変化を生み出し，ROM制限の発生に関係する可能性がある．痛みと浮腫が同時に起こることで，ROM制限を助長すると考えられている．

2．関節可動域制限の分類

1）拘縮

皮膚や皮下組織，骨格筋，腱，靱帯，関節包などの関節周囲軟部組織の器質的な変化に由来したROM制限を拘縮と呼ぶ．関節周囲軟部組織の伸張性の低下が原因となってROM制限が発生すると考えられている．皮膚，皮下組織，筋膜，靱帯，関節包などが瘢痕化または癒着したものもある．多くの場合，関節周囲軟部組織の伸張性の低下は可逆的であり，リハビリテーションによって治療することが可能である．

a．皮膚性の拘縮（関節可動域制限）

皮膚や皮下組織の伸張性が低下することによって発生する．皮膚の挫創や熱傷後に皮膚の壊死が起こり，その治癒の過程に起こる瘢痕形成に起因する．熱傷では，Ⅱ度またはⅢ度の真皮にまで及ぶ損傷で瘢痕形成によるROM制限が起こる場合が多い．

b．筋性の拘縮（関節可動域制限）

筋線維の伸張性が低下することによって発生する．筋線維の短縮や萎縮が原因で起因する．関節が一定の肢位で長時間固定されたことで起こる．同時に筋膜の変化も避けられないと考えられるので，結合組織性のROM制限も合併している．

c．結合組織性の拘縮（関節可動域制限）

関節の構成にかかわる，靱帯，腱，腱膜などの結合組織によって構成される組織の伸張性が低下することによって発生する．たとえば，腱膜の癒着，瘢痕化などによるROM制限である．さらに皮下組織，筋膜，滑膜や関節包の変化にも起因する．一般的に，結合組織性の拘縮とは別に，関節性の拘縮が分類されるが，関節性の拘縮とは，関節包や滑膜，関節内靱帯の伸張性が低下することによって発生するもので，これらは，結合組織で構成されているため，結合組織性の拘縮と考えても差し支えないと思われる．

d．神経性の拘縮（関節可動域制限）

神経疾患に起因する．たとえば，痛みが原因で筋スパズムが持続することによりROM制限が発生する．また，脳血管障害などの中枢神経疾患では，痙縮や筋緊張亢進によりROM制限が発生する．神経性の拘縮は，現在の拘縮の定義には含まないとするのが一般的であるが，リハビリテーション上多々経験するので記載した．

2）強直

軟骨や骨などの関節包内の構成体そのものに起因するROM制限を強直と呼ぶ．関節周囲組織の変化は非可逆的であり，リハビリテーションによって

の改善は困難で,外科的治療が適応される.外科的治療後のリハビリテーションは重要である.

a．骨性の強直（関節可動域制限）

軟骨などが破壊され,関節を構成する向かい合う骨が骨組織で統合され,両骨端間の骨梁は結合され1本の骨のようになる．関節リウマチなどで軟骨が破壊された後に発生する．他動運動によるROMは消失する．

b．線維性の硬直（関節可動域制限）

向かい合う関節面で結合組織の一部あるいは全部が癒合することによって発生する.外傷や感染,長期間の固定などによって拘縮が進行することによって発生し，滑膜を構成するコラーゲン線維の過剰増生によって癒合すると考えられている．他動運動によるROMは消失するが，癒合が一部の場合には多少のROMが残存する場合がある．

 ## 関節可動域は,なぜ必要か

リハビリテーションとは,「生活の再建」である．対象者の活動～作業療法へ，そして生活行為につなげること．「人間が動く」ためのバックグランドを知ったうえで「臨床 OT ROM 治療」がある．ここでは，その背景の1つである"知覚"の知識に触れ，臨床 ROM の重要性を述べる．

1．人間の運動・活動の背景には知覚が存在する

人間はなにゆえにスムーズに動けるのだろう．もちろん"意識的に"手足を動かすことはできる．しかし，意識的に身体を動かすことだけでスムーズな動きが可能になるだろうか．ましてや全身を意識することなど不自然である．普段，目的達成のための課題そのものを意識することが多く，身体そのものに向けてであれば，その一部分を意識するだろう．

たとえば，ペットボトルのミネラルウォーターを飲む活動を考えてみる．のどが渇いていること，水を飲みたいということなどが"意識"であることはいうまでもない．それ以外は，ほとんどが無意識的活動である．原則，ペットボトルへのリーチではストレートアプローチであり，ボトルの形に伴った「構え」が必要であり，把持後は含んだ水の量に適した grasp となるはずだ．決してボトルをつぶさない.適度な動きによる指先の力の調整が必要である．しかし，その力の程度をいちいち考えながら加減することは，とてもできない．脳のフィードフォワード系とフィードバック系が相互に働いて，手から

受けた抵抗感を瞬時に把握し，運動出力の適合状態を絶えず修正しているからこそ，身体のことは考えずに「水を飲む」ことができるのである．

　こうしたことは何も手だけに限らない．足底面や座面でも同様のことが行われている．座位という姿勢の中で適度な接触を知覚し，指先・上肢の活動を保障する体幹・下肢が適切な筋収縮を行っている．当然それは意識的に行われているものではない．知覚と行為の循環の中で，いわゆる自然な動きとして成り立っているのである．

　これらのことは，身体を取り巻くありとあらゆる環境の中で起きている．行為は環境との探索相互作用として循環しながら成り立ち，それがあるからこそスムーズな活動が可能となっている．つまり，知覚と運動は切っても切り離せない．どちらか一方のみで働いているものではなく，同時に機能するものなのだ．動いているから知覚があり，知覚があるから運動があるといえる．

　松田[2]は「一般に，感覚（sensation）とは，眼や耳などの感覚器官の基本的な機能として，環境の情報を担う物理化学的エネルギーを感受し，環境についての比較的単純な経験をもたらす生体と環境との最初の接点における機能であり，知覚（perception）とは，感覚をもたらす環境情報の様態やほかの情報との相互作用，さらには既有の知識などの影響を受けた比較的複雑な，いわば，感覚的経験の適切な解釈にかかわる機能である」と述べている．赤松[3]は，「知覚とは感覚情報と過去にもっているテンプレートとのマッチングの結果得られるrecognition（再認）というものではなく，身体の統一性の相関項としての相互感覚物なのであり，感覚運動統合による人と（もの）との統合状態ということができる．そして，その時，（もの）と我々とは全体として一つのシステムとなり，それによって我々は自由にふるまえるのである」としている．これは，**「対象物と身体の同化」**という表現が当てはまるかもしれない．それが，**「対象物に接触している」「物を扱う（操作する）こと」の基本**ではないだろうか．

　どのような疾患であれ，知覚は存在する．しかし，それが断続した動きになっており，過剰活動・不足活動となっていることが推測される．より機能的に，そして能動的に連続性を伴った動作・行為となるように介入することが求められるだろう．

2．対象者の知覚-運動状態とは？　そして向かうべき方向

　人間はさまざまな感覚情報をもとに動いている．この中でも特に，手触りや筋肉・関節の動きといった触-運動覚の情報が途切れてしまえば，私たちの

生活は想像以上に難しくなるであろう．そうした現象は，例として脳血管疾患の視床出血による感覚脱失・重度鈍麻の対象者を観察するとよく理解できる．何かを麻痺手でつかもうとする場合，MP関節の屈曲・IP関節の伸展が過剰となり，つかみきれない．手掌からの感覚情報が適切に入力されていないため，視覚の誘導により動作を開始することはできるが，その調整が困難となり，結果的に行為の遂行に過剰な力が入って対象物を弾いてしまうこととなりやすい．その際には，上肢のみならず，体幹・下肢の過緊張を伴った代償活動に陥りやすい．こうした動きは，非麻痺側の連合反応に結びつく．そうなれば，筋・関節から受ける触-運動覚の情報はますます不適切なものとなり，情報入力のゆがみとともに活動を行うための状態とはならない．

　つまり，対象者によるいわゆる努力的な動きは，知覚行為循環が適切に機能していないということが原因になっていると考えられる．「動くための背景-身体知覚」が求められるのではないだろうか．環境との適度な接触の連続であること．そのためには，**環境の中に存在する情報（外部環境・物品など）に対して，身体機能における支持面や対象物などから受ける抵抗の継続したスムーズな変化が起こっているということが重要といえる．**より機能的に，そして能動的に連続性をもった動作・行為となるように介入することが求められる．

　「運動・解剖・神経科学などといった人間の背景構造と対象物の相互作用が可能になることは，機能的な知覚-運動が成立する」．

3．正常な知覚-運動が機能するためには，より正常な関節可動域が必要

　前述した「対象者によるいわゆる努力的な動き」―この知覚的背景を知ることである．そうすれば，介入の糸口になるであろう．機能的な知覚-運動が成立するためには，より正常なROMが重要となる．

　たとえば，手掌内の感覚-知覚情報を情報入力する場合，手の部分だけでなく全身の姿勢緊張が対象物から受ける情報を明確にするということも重要である．つまり，姿勢緊張の状態によって手から受けた情報が異なってくるものととらえたい．山本ら[4]は，「対象物を持っている端から持っていない片の端までの慣性モーメントから受ける先を知覚するためには，身体条件として手掌内の各受容器が働くことが必要であり，そこから受ける抵抗感の変化は末梢～中枢部の選択的な活動が保障されなくてはならない」ことを強調している．

　これらは，手の動きのみならず，それを導き出すための前腕・上腕・体幹部などの協調された活動が重要ということである．臨床的にもそれを実感す

る．手が感覚脱失の脳血管疾患対象者へ新聞紙を広げるなどのワイピング活動を展開する場合があるだろう．対象者自身による選択的活動，またセラピストの誘導では上肢～体幹の分離活動が導かれる．普段は麻痺手に触っても「手の感じがわからない」と訴える対象者が，その際には「手の感じがわかる」と話すことを経験する．**より能動的に全身運動を選択的にすること，そしてより可動域を多大に動けることは「感覚-知覚」を促通しやすい**といえるのではないだろうか．

 ## 関節可動域を向上させる，そして動きを引き出すためのポイント

冒頭で述べた「基本軸」「移動軸」だけの知識では，多岐に及ぶ臨床像へ対応が困難である．前述した「知覚-運動」を成立させるためのROMの向上において，運動・解剖学的側面は絶対に重要であることは誰もが反対しないだろう．

ここでは，ROMを向上させる，そして動きを引き出すためのポイントを挙げる．以下の原則は，臨床において常に頭に入れておくことが必要である．

1．筋の長さを保ち，変位した筋アライメントを修正する

筋は，麻痺などの影響で長さが短縮する傾向にある．長さを保つことは収縮の幅を保つことであり，立位・座位バランスや手の操作機能には欠かせない．また，筋の位置が変位していることを考慮する必要がある．たとえば，脳血管疾患・整形対象者の上腕三頭筋は，バランスの狭小化や代償運動によって上腕の外側へ偏っていることが多い．これでは，機能的な肘関節の伸展は生じづらい．そのことは手の機能にも影響が起こるだろう．

モビライゼーションなどによってより正常な位置に戻し，さまざまな情報を受け入れられる受容器の活動を向上させなければならない．

2．関節アライメントを整える

特に上肢の場合は，注意しなければならない．肩甲骨・鎖骨・上腕骨のセットは体幹に乗っかった格好であり，浮遊している状態といっていい．肩甲帯は逆三角形であり，両上肢はバランスにおいて天秤の錘作用を担っている．上体の回転に対しては，肩甲帯の向きや高さの調節で釣り合いを保っている．これらのことは，姿勢バランスにおける影響が大きいため，よりROMを確

保することが求められる．

　肩周囲には，① 肩甲骨と上腕骨がつくる肩甲上腕関節，② 鎖骨と肩甲骨でつくられる肩鎖関節，③ 鎖骨と胸骨でつくられる胸鎖関節，④ 上腕骨と肩峰の間でつくられる肩甲胸郭関節などがある．これらがスムーズに動くことで，外部へのリーチや身体へのリーチなどの動きがより可能になることも知っておく必要がある．また，肩は不適合関節として知られているが，肩峰・烏口突起・関節窩に囲まれた上腕骨頭は変位しやすく，痛みを起こしやすい．各関節のアライメントをみるということは，周辺構造の筋群などの評価と分析・介入が重要となる．

3．姿勢アライメントを修正し，筋連結をより正常化した中で複合的関節運動を誘導する

　姿勢アライメントを整えるということは，背景に正常な関節包内運動を起こさせるものであろう．それは，関節・筋・組織の整ったものであり，知覚-運動の基盤ともなる．つまり，筋・関節・姿勢のすべてを考慮して身体連結をより正常化するということである．

　筋は連結している．脳は一つひとつの筋に対して制御をしていない．「動きに対して」である．手の周辺における癒着などの問題は，機能を阻害する．しかし手部だけでなく，連なった前腕・上腕・肩・体幹・下肢との相互関係をみなくてはならない．特に手指の細かい操作では，肩甲帯・肩関節との関係は重要である．筋連結を正常化し，複合的関節運動の誘導を試みるべきである．その中で，対象者はどれだけの学習が可能なのかを評価することが求められる．

4．同時に中枢神経系との相互作用をもった姿勢筋緊張（postural-tone）を再構築する

　姿勢制御との相互作用も重要である．ROM が改善したから姿勢反応が向上することもある．また，姿勢反応を向上することによって ROM が改善することもあり，その双方があることを知っておくべきである．ROM 訓練，バランス訓練，生活行為訓練…など，モザイク的に一つひとつへアプローチするのではなく総合的にとらえることが必要ではないだろうか．中枢神経系疾患はもちろんのこと，そのほかの疾患に関しても同様である．

　近年の神経リハビリテーションは，入力系と出力系の調和が取り沙汰されている．それらが機能するためには，より正常な筋活動が必要であるし，より正常な ROM が求められる．

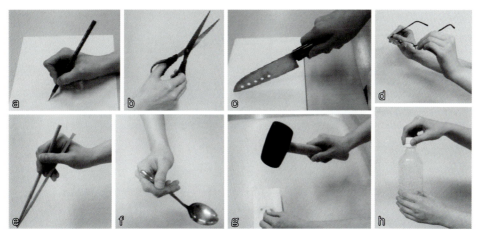

図4　ダイナミック・タッチ
　a：鉛筆をもつ，b：はさみをもつ，c：包丁をもつ，d：めがねをもつ，e：箸をもつ，f：スプーンをもつ，g：金づちで釘を打つ，h：ペットボトルの蓋をあける
　物をもって振ったりするときにはいつもダイナミック・タッチを行っている．目で見ずに，鉛筆の端をしっかりとつまんで振ったり，アドレス帳の角をしっかりともって振ったりすれば，その物の大きさや，その物が手に対してどちらの方向を向いているかといったことがはっきりわかるだろう．振ることで形を知覚するということである．これには全身の筋活動が関与することはいうまでもない

5．作業療法において，活動のための道具と手は一体化することを目指す

　道具は過剰反応を引き起こしやすい反面，道具操作における正常な知覚状態での軌跡が継続されている活動間は相対的な不変性をもっており，作業療法にとって有益である．

　道具操作のための条件の1つには「道具の先を感じ取る知覚」が必要だろう．Affolterは棒切れ現象，Dinnetは魔法の杖現象と呼ぶ[5]この共通特性は，介在的な道具からその先にある対象物の感触や抵抗感を知覚する原則があるといえる．Gibsonは，環境に情報を探索するために，触れる・振る・つつくなどの動きを総称してダイナミック・タッチ（図4）という表現をしており[6]，これは日常の道具ではフォーク・箸・金槌・鉛筆・包丁・鋸など，どの道具をもっても抵抗を加えたときに起こってくる変化が情報としてあらわしてくれるというものである．したがって，道具そのものを感じ取れなければ，身体器官の延長としての機能が発揮できないといえるのではないだろうか．

　この**道具そのものを感じ取る（使いこなす）ことは，姿勢筋緊張（postural-tone）が背景となり全身の複合的関節運動によって成り立つ**．それによって，身体と道具が同化し，機能的な活動と成り得る．

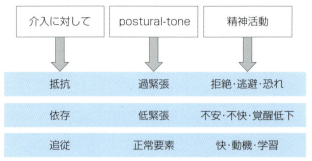

図5 運動の誘導の背景

セラピストの介入に対して，対象者が抵抗するのであればpostural-toneは過緊張となりやすく精神活動も拒絶や逃避となることが多い．依存であれば，低緊張であり覚醒の低下などが見受けられるだろう．追従することは，正常要素を引き出すことにつながり，運動学習となりやすい

6．これらのプロセスが結果的に関節可動域の向上・維持につながる

　われわれは，ROM改善が目的ではない．当然ながら，前述した「生活の再建」である．ROM改善は結果であるということを忘れてはならない．ROMを拡大することだけでは，知覚-運動経験を積むには至らないことが多い．しかし，その土壌ができることには変わりはない．ROMを変化させる手技が必要であり，またそこから活動-行為へと導くこともわれわれの責務である．前述1．～5．までのプロセスが重要なのである．このプロセスは，必ずしも1．から始めるものではない．対象者の状態に応じることが求められるだろう．

 ## How-to-touch

　無造作に関節を動かすのではなく，運動・解剖学に則った触り方が必要である．また加えて「反応を導き出す」触り方が必要だろう．対象者は人間である．誰もが他人から触れられることは，時に異質に感じることもある．また，パーソナリティも個人差がある．障がいをもたれた方は，それ以上に感覚鈍麻であったり，過敏であったりする．治療的誘導，その触り方には当然ながらセラピストとしての工夫が必要だろう．

　ここでは，基本的な触り方・動かし方を述べる．

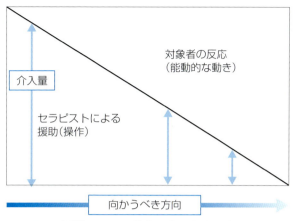

図6 誘導における他動運動と自動運動の関係
対象者の追随した運動を感じ取ることが重要である．それに伴ったセラピストの出力を低下させたり向上させたりすることが求められる

1. 基本的な触り方・動かし方

　治療的誘導は，確実であり患者にとって心地の良いグリップでもつようにすること．それには，衣服の上からよりも直接に皮膚への接触のほうが効果的である．つまり作業療法士の手掌の広い面によって，**運動の方向・量・タイミング**が相手に伝わりやすい．また，その際は決して爪を立てるようなもち方をしない．

① 作業療法士の介入の過程は，機能的活動の評価から始まることが多い．可能性を見いだすにあたっては，「対象者の活動における能動的参加をみる」ことが基本である．

② 治療的誘導は，目標の達成を助けるために活用される多くの戦略の1つである．対象者の動きの「ボーダー範囲」がみつかれば，作業療法士の介入エリアが決定する（各関節・筋の問題がある場合は，それを優先する）．

③ 介入時，作業療法士と対象者の相互作用における「やりとり」は，個人の潜在能力や活動（運動）能力を評価できる（図5）．原則は，介入している作業療法士の「手」から対象者の追従した正常な動きを引き出し，それを見極めて導くことである．

　対象者個人の能力（潜在能力）を積み重ねることによって，さらなる機能を向上させるであろう．そしてこれらの経験は，その体感が身体に染みつき，必ず個人のセラピストとしての能力を伸ばしてくれる．

2．他動運動と自動運動の見極め（作業療法士と対象者との相互作用「やりとり」）

　ROMへの介入の際には，対象者の他動運動なのか自動運動なのかを見極める必要がある．またそれを引き出せる技術も求められるだろう．図6は，誘導における他動運動と自動運動の関係である．もちろん，向かうべき方向は対象者の自動運動だ．重度であればセラピストの介入量は増大であり，自動運動が向上すればセラピストの介入量は減ることになる．1回の介入においても同様であるはずだ．

　たとえば，ROM拡大とともにリーチを行う治療を行うとする．最初は，作業療法士の介入量が大きいかもしれない．しかし，徐々に対象者の追随する運動が増えてくれば，それに伴って介入量は減らさなければならない．第三者からは同じことを繰り返しているようにみえるかもしれない．しかし，作業療法士と対象者のお互いの内感は，異なってくるはずである．力関係が，（作業療法士）10対10（対象者）では成り立たない．9対1から7対3，5対5，2対8へと変化していくことが重要である．反応が減少すれば，2対8から4対6への対応が求められる．これが**「やりとり」**である．それを感じ取れるセラピストの感性が重要であり，経験も必要である．セラピスト同士での実技練習や日々の臨床でこの感性が培われることは間違いない．

3．運動は全身に波及する

　1つの関節を運動として動かすことは重要である．しかし，活動はそうではない．呼吸，嚥下，手を使う，歩行，これらはすべてpostural-toneに則った複合的関節運動である．

　立位でリーチアウトの誘導を行うとする．運動の構え（postural-set）の活動は体幹深部筋に働き，手の構えに入る．手の関節運動から肘・肩関節も従属する選択された活動となるだろう．体幹はそれに伴った回旋運動となり，股関節・膝関節・足関節もさらに参加する．どれも欠けてはならないパーツであり，それが前述した機能的な知覚-運動となる．それは連続した運動となり，行為となる背景でもある．

　すべての行為は，連結した姿勢筋活動，複合的な関節運動であることを忘れてはならない．

まとめ

　総論では，本書を読むにあたっての基本的知識を述べた．運動・解剖学的側面からhow-to-touchまで，これは次章からの具体的手技，そして臨床場面での応用までの原則でもある．まずは，本章を熟読していただきたい．そのうえで，応用となる臨床実践を解説している第Ⅱ部以降へ進んでいただきたいと思う．もちろん，ここで述べたことがすべてではない．それぞれの臨床においての"発見"があり，本分野における常に発展していく「未来」がある．

　臨床OT ROM治療がこれからも進化し続けていくこと，それが執筆者を代表しての願いである．

文献

1) Cynthia C, 他（著），木村哲彦（監訳）：関節可動域測定法，改訂第2版．協同医書，2008
2) 松田隆夫：知覚心理学の基礎．培風館，2000, pp1-2
3) 赤松幹之：人と「もの」とのハプティック・インタフェース―生存と自己表現のための知覚．協同医書出版社，2000, pp217-220
4) 山本伸一，他：病室環境の知覚的側面を考慮した成人片麻痺者へのアプローチ．OTジャーナル　37：606-608, 2003
5) Davies PM：Starting again. Early Rehabilitation After Traumatic Brain Injuly or Other Severe Brain Lesion. Springer-Verlag, 1994
6) 佐々木正人：アフォーダンスの構想．東京大学出版会，pp173-175, 2001
7) 坂本淳哉，他：関節の構造と機能．沖田　実（編）：関節可動域制限，第2版．三輪書店，2013
8) 博田節夫（編），西園博章，他（著）：関節運動学的アプローチ―博田法．医歯薬出版，2014
9) 中村隆一，他：基礎運動学，第6版．医歯薬出版，2010
10) Oatis CA, 他（著），山崎　淳，他（監訳）：オーチスのキネシオロジー，原著第2版．ラウンドフラット，2014
11) 沖田　実，他（著），千住秀明（監修）：機能障害科学入門．神陵文庫，2010
12) 伊藤　隆：解剖学講義．南山堂，1998
13) Wynn Kapit, 他（著），嶋井和世（監訳）：The Anatomy Coloring Book．廣川書店，2008
14) 山本伸一（編）：中枢神経系疾患に対する作業療法～具体的介入論からADL・福祉用具・住環境への展開．三輪書店，2009
15) 山本伸一，他（編）：活動分析アプローチ第2版．青海社，2011
16) 山本伸一（編）：疾患別作業療法における上肢機能アプローチ．三輪書店，2012
17) 山本伸一（監）：重度疾患への活動分析アプローチ（上巻）．青海社，2013
18) 山本伸一（監）：重度疾患への活動分析アプローチ（下巻）．青海社，2013
19) 斉藤祐樹（編）：作業で語る事例報告～作業療法レジメの書き方・考え方．活動分析アプローチ．医学書院，pp68-69, 2014
20) 山本伸一，他：活動分析と中枢神経疾患～道具と身体活動の相互性を再確認し，作業療法における治療的介入を考える．OTジャーナル　37：502-507, 2003
21) 山本伸一，他：脳血管障害者における上肢の自律活動を目指して～知覚運動アプローチを中心とした経時的段階付けをスーパービジョン．OTジャーナル　40：200-213, 2006

22) 山本伸一：成人片麻痺者の生活を支える作業療法の治療・援助～その障害像の理解と上肢機能への具体的介入について．作業療法　26：532-538，2007
23) 山本伸一，他：成人片麻痺者における腰痛予防と効果的課題介入について．OTジャーナル　41：111-117，2007
24) 山本伸一，青木栄一，津波古麻紀，武田　清：訪問作業療法における成人片麻痺者への知覚-運動アプローチ．OTジャーナル　41：348-354，2007
25) 山本伸一，他：回復期リハビリテーションにおける家事技能の支援～健常と対象者の差異を分析した脳血管障害者への具体的なアプローチ～．OTジャーナル　41：702-710，2007
26) 山本伸一，他：作業療法における神経リハビリテーションの「今」～ボバースコンセプトから．OTジャーナル　43（4）：323-331，2009
27) 山本伸一：ボバースコンセプト　OTジャーナル　47（7増刊）：624-631，2013
28) 山本伸一，他：作業療法士による評価とは？～昨今の「評価」事情から臨床作業療法の一考察．臨床作業療法　10：324-328，2013

第 II 部
上肢・体幹の構造とROM治療

1. 肩甲帯-肩関節
2. 肩関節
3. 肘関節
4. 手関節
5. 手
6. 体幹（骨盤周辺）

1. 肩甲帯−肩関節

片岡聡子, 箭野 豊

はじめに

　肩甲帯は，上肢や手といった末梢部に対しては運動の基盤として働き，体幹などの中枢部に対しては，身体定位のためのバランス機構として働く．また，肩甲帯の中核を成す肩甲骨は，骨性の支持として鎖骨を介して中枢部（胸骨）と連結しているのみで，胸郭後面を浮遊しており，肩甲骨を囲む筋・靱帯などの軟部組織によって支持されながら，なおかつ上肢という錘を下げている．そのため，自由度が高く複合的な運動機能という大きなメリットをもつ半面，肩甲帯周囲の組織の損傷や疾患による筋の変性などにより，容易にその運動機能を損なうというデメリットをもちあわせている．

　作業療法では，これらのデメリットによって生じた障害に対し介入する場面も多い．肩甲帯の基本的構造とそれを考慮した他動運動（ROM治療）の技術について，いま一度確認したい．

健常人の上肢運動における肩甲帯−肩関節について

　一般的に肩甲帯−肩関節は，健常者の上肢運動においてどのように考えられているのだろうか．

　スポーツ分野では，古武術の身体操作を取り入れた桐朋高校バスケットボール部が投擲（とうてき）動作における肩甲帯周囲筋の柔軟性を重視し，肩甲骨の可動性拡大に取り組んだ例が報告されている．図1は実際に肩甲骨の分離性に成功した学生であるが，投擲が速くなり，コンパクトに動けるようになったことで動作モーションが予測しにくくなったと報告されている[1]．

　また，整形外科疾患に対する徒手的運動療法では，肩甲骨は頭部−肋骨−上肢を連結するのみでなく，僧帽筋や広背筋，脊柱起立筋，胸背腱膜を介して胸椎，骨盤，下肢とも連結をもつため，肩関節周囲炎などの機能障害が生じた場合には，全身の身体機能との関係の中で治療することが重要とされてい

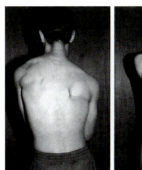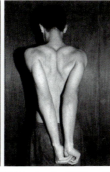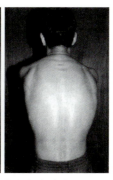

図1　肩甲骨の可動域を広げる練習で得られた自由度（矢野龍彦，他：ナンバ走り．光文社新書より）
トレーニングで肩甲骨は大きな動きが得られることがわかる

る[2]．つまり，肩甲骨は上肢帯の土台となっているだけでなく，体幹筋の影響を受けやすいことや骨盤・下肢の状態にも左右される可能性が考えられる．

以上のことからも，肩甲骨の可動性は上肢運動に影響を与えており，臨床場面においても上肢帯への治療を行う際に，肩甲帯-肩関節の機能は必ず留意されなければならないと考える．

肩甲帯-肩関節の構造と機能

1．肩甲帯とは

　上肢帯・肩複合体とも呼ばれ，肩甲骨・胸骨・鎖骨・上腕骨とそれらを連結させる筋・靱帯などを含む肩関節周辺機構の総称である．肩甲帯は，① 肩甲胸郭関節，② 肩甲上腕関節，③ 肩鎖関節，④ 胸鎖関節をもち（図2），それらの相互作用によって機能する[3]．

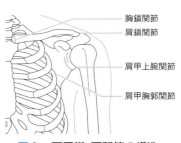

図2　肩甲帯-肩関節の構造

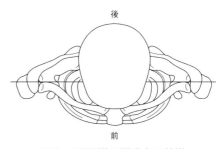

図3　肩甲帯の構造上の特徴

また，肩甲帯の構造上の特徴は，肩甲骨・鎖骨・上腕骨が一体となり胸鎖関節を軸として楕円形をした胸郭の上部に覆い被さっていることである（図3）．肩甲帯に徒手的に介入する際には，このような肩甲帯と胸郭との形態上の特徴および周囲筋の影響を考慮することがポイントとなる．

2．肩甲帯の機能

1）末梢の操作性と安定性を保障する器官としての機能

肩甲帯の大きな役割の1つは，上肢末梢の運動に対して，その操作性（可動性）と安定性を保障することである．

上肢の運動に対する安定性として，肩甲上腕関節が2°外転するごとに，肩甲骨が同時に1°上方回旋する自然な2対1の割合（肩甲上腕リズム）が存在する（図4）．かつては，外転運動の初期には肩甲帯の運動は起こらず，肩甲上腕関節固有の運動だけが起こるなど，種々の意見があった．現在では機能的X線像の測定によって，外転初期から肩甲骨の運動を伴っていることが明らかにされている[3]．

肩甲胸郭関節は，ほぼすべての肩甲上腕関節の運動に関与している[4]．また，肩甲胸郭関節は解剖学的関節ではなく，胸郭の肋骨面上に浮遊したような状態にある生理的関節である[5]．肩甲帯は，骨格筋の連結や靱帯により安定が保たれてはじめて機能的となる[6]．肩甲骨は，胸郭の丸みに沿うような形状と配置をしており，その運動は胸郭上後面を胸郭に沿って移動する．す

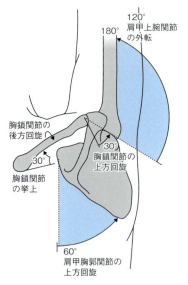

図4　肩甲上腕リズム

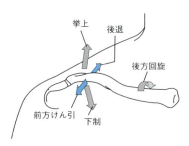

図5　鎖骨の骨運動を示している胸鎖関節

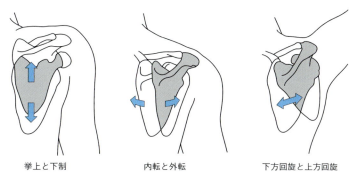

挙上と下制　　　　　内転と外転　　　　　下方回旋と上方回旋

図6　胸郭後面上の右肩甲骨の運動

なわち，運動の軌跡は直線的ではなく，丸みを帯びた曲線的なものとなる．

　また，肩甲胸郭関節の運動は，肩鎖関節と胸鎖関節の複合運動によって行われる．つまり，上肢の操作性が安定的に行われるためには，肩甲骨の可動性と肩甲骨周囲筋群の協調的な働きが不可欠である．そして肩甲骨の運動性を担保するためには，胸鎖関節の可動性が必要である．

　胸鎖関節は，鎖骨の広範囲な運動（挙上約45°，下制で約10°の最大運動範囲）が可能で，これにより肩甲骨の全般的な運動経路の誘導が行われ，また肩甲胸郭関節に最大限の運動性が提供されている．肩鎖関節での肩甲骨の運動は上方および下方回旋と呼ばれ，このように二次的な回旋適合運動は胸郭に対する最終的な肩甲骨の位置を増幅，あるいは微調整する．これは，肩甲上腕リズムに関係し，胸鎖関節の運動性と肩鎖関節での肩甲骨の上・下方回旋は肩甲帯の可動性を考えるうえで重要である．また，肩甲胸郭関節での肩甲骨挙上は胸鎖関節と肩鎖関節で生じる回旋運動の組み合わせであり，互いに相互依存関係にあると考えることができる[7]（図5，6）．

　よって，ROM治療の際には，胸郭の形状に沿って肩甲骨を運動させること，運動の軸となる胸鎖関節を軸として誘導することがポイントとなる．

　また，上肢の操作性への影響として肩甲骨と上腕骨を連結する腋窩の前壁と後壁の筋へのアプローチも重要となる．腋窩の前壁を構成する筋として，大胸筋・小胸筋・三角筋前部線維・烏口腕筋・上腕二頭筋が挙げられるであろう．これらの筋は，肩甲骨の烏口突起・肩峰・関節上結節や鎖骨などから起始し，体幹と上腕骨へと走行している（図7）．これらの筋の特徴として，大胸筋と三角筋が筋連結し，上腕二頭筋と小胸筋および烏口腕筋が筋連結している[8]．つまり，肩甲骨の安定性が上肢の操作性を阻害しないためには，前者の2筋と後者の3筋が分離して機能することが重要であり，ROM治療においてはこれらの筋の関係性を考慮して行う必要がある．

　同様に腋窩の後壁を成す筋として，三角筋後部線維・棘上筋・棘下筋・小

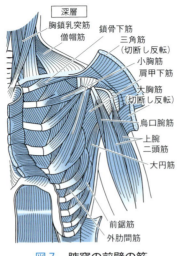
図7　腋窩の前壁の筋

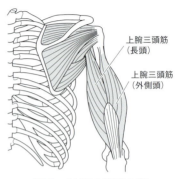
図8　腋窩の後壁の筋

円筋・大円筋・広背筋・上腕三頭筋が挙げられる．これらの筋も肩甲骨の肩甲棘・棘上窩・棘下窩・外側縁・下角などから起始し，上腕骨へと走行している（図8）．連結の特徴としては，三角筋・棘上筋・棘下筋・小円筋・大円筋・広背筋がそれぞれの腱，筋膜あるいは関節包を介して連結しているのに対し，上腕三頭筋だけはこれらの筋と連結していない．つまり，ここでも肩甲骨と上腕骨を考える際には，前者6筋と上腕三頭筋との分離を促すことが重要であるといえる．

　これらにより，肘の屈伸や前腕の回内外の運動など末梢のより巧緻な操作性を保障することにつながっていく．

2）全身の姿勢保持機構としての機能

　肩甲帯が十分な可動性と運動性をもつことは，体幹の姿勢コントロールを調整するための重要な1つの要素である．

　特に僧帽筋と広背筋は，それらが相互に協調しあうことによって，肩甲骨を適度な位置に保ち，立ち直り反応として体幹の安定性を保っている（図9)[9]．肩甲帯は，この協調運動に先行して体幹の捻れや傾きに対して頭部を正中・水平に保つよう働く．

　正常なバランス反応の初期では，肩甲帯が外転または軽度上方回旋することで体幹の立ち直りに先行し，バランス反応の後期，つまり重心が支持基底面より外れたときに保護伸展反応として肩甲帯は下制に切り替わり手をつく．しかし，なんらかの疾病・傷害によりバランス機能が低下した場合，バランス反応の初期から過剰な反応として肩甲帯の下制がみられることが多

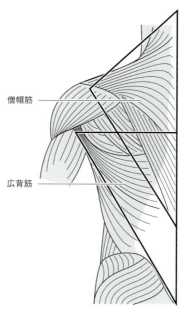

図9　僧帽筋と広背筋の関係

い．もしくは肩甲帯の不動やローテーターカフ筋群の機能不全により肩甲帯下制筋群の萎縮がみられることもある．肩甲帯下制の主動作筋は広背筋・僧帽筋下部線維・小胸筋，鎖骨下筋であるが，広背筋は肩関節の内旋筋でもあるため，体幹コントロールとして働く際には，肩甲帯の安定のために肩関節の外旋筋である小円筋・棘下筋が同時に働くことが重要となる．しかし，外旋筋群は内旋筋群に対して，肩周囲筋として占める割合は低い．したがって，バランス機能の低下と肩甲帯周囲の異常筋緊張が合併している場合，肩甲帯下制とともに肩関節は内旋に変位することが多い．治療としてこれらの内外旋筋群の均衡を保つことは，それらに挟み込まれるように走行している上腕三頭筋長頭（図8）の働きを阻害しないためにも重要である．

3）肩甲骨と体幹の関係

　前鋸筋は肩甲帯の安定筋の1つであり，体幹と上肢の関係において重要な役割を果たしており，腹斜筋の起始部と噛み合って，鋸歯状を呈している．さらに腹斜筋が機能的に働くには腹直筋が安定するように，反対側の腹斜筋も同時に働く必要がある（図10）．つまり，肩甲帯の可動性は体幹が安定していること，つまり腹部と胸郭の協調した関係が得られていることが必要となる．

　また，前鋸筋-菱形筋の関係と拮抗する体幹前面・上腕骨との関係で考えると，烏口突起から起始する小胸筋や烏口腕筋，体幹と連結をもつ鎖骨の可動

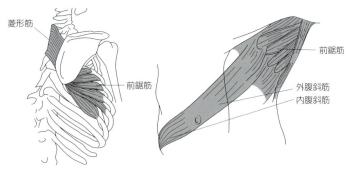

図10　肩甲骨と体幹の関係①

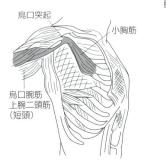
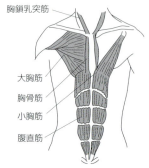
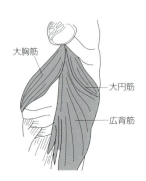

図11　肩甲骨と体幹の関係②

性も重要となる．鎖骨は胸鎖乳突筋で頭部，大胸筋・胸骨筋・腹直筋で体幹前面と連結を，体幹後面では広背筋・大円筋が大胸筋との連結をもっている[10]．つまり，鎖骨‒肩甲骨‒上腕骨の運動の関係には，大胸筋と広背筋の協調関係と，深部筋では大円筋・烏口腕筋・小胸筋によって体幹前後の筋群により安定性と可動性が保障されていると考えられる（図11）．

肩甲帯‒肩関節のROMには，以上のような関節周囲の筋緊張が影響するが，筋緊張には個人の生活動作での習慣や，職歴・スポーツ経験の有無・性差などがあらわれやすい．これらによって，障害の有無にかかわらず，関節可動域に左右差や個人差がみられる．

肩甲帯‒肩関節の機能向上のための評価と治療

1．背臥位での特徴

正常な機能をもった肩甲帯は，動作する筋と補助筋の収縮性とそれに拮抗

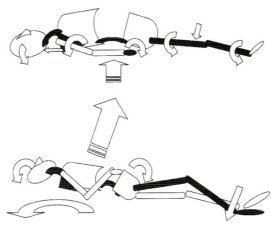

図12 臥位での定型的パターン（文献11）より改変して引用）

する筋の伸展性により，常に安定性を保たれている．ところが，脳卒中などにより，肩甲帯周囲の筋に異常筋緊張を呈した場合，肩甲帯の安定機構は破綻し，運動時のみならず安静時にもアライメント不良が生じる．例えば，重力や支持面などの環境に不適応なままでの臥位姿勢が長期間続いたり，努力的かつ非効率的な起き上がり動作などを繰り返したりした場合，胸筋群・上腕二頭筋に高緊張があらわれやすい（図12）．そうなると，拮抗する筋群である三角筋後部線維・円筋群・広背筋停止部・上腕三頭筋長頭起始部などの隣接した部分も，相反的に高緊張となりやすい[11]．

2．座位での特徴

座位姿勢の特徴については，多くの場合，成人片麻痺患者の座位姿勢は正面で観察すると体幹の麻痺側後方への押し付けとともに，側屈と回旋を伴う．また，側面では体幹の強い屈曲が観察され，上部胸郭の短縮，軟部組織の制限では肩甲骨の挙上，外転，前方傾斜の姿勢を引き起こし，上腕骨の外転・外旋と胸椎の伸展を妨げる．非麻痺側でのリーチ活動においては，胸椎の屈曲を伴う麻痺側肩甲骨の挙上と強い引き込みが，頸部のコントロールを制限し，頭部と頸部は胸椎の伸展の欠如を代償して過度に伸展する傾向が認められる[11]（図13）．

この状況下では麻痺側広背筋・大胸筋の強い張りとともに，肩甲骨の内側縁は浮き上がる傾向がある．深部では大円筋や小胸筋，鎖骨周囲では鎖骨下筋も短縮傾向になり，肩甲骨・鎖骨の可動性も得られにくい．また，上肢を挙上方向に誘導すると体幹の伸展活動を伴う肩甲骨の上方回旋や上腕骨骨頭

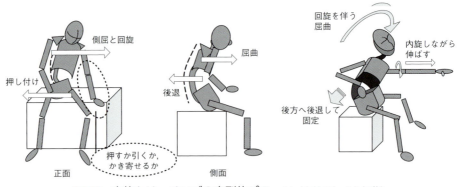

図13 座位とリーチングの定型的パターン（文献11）より転載）

の外旋・外転の運動が乏しく，肩関節90°付近で上腕骨大結節が肩甲骨関節窩にあたり，棘上筋の挟み込みに伴う痛みを生じやすい．つまり，ROM治療をする場合これら腋窩の前壁と後壁を成す筋群の伸縮性，広背筋と大胸筋をターゲットに肩甲骨と鎖骨，体幹（脊柱・骨盤）の可動性に注目し，考慮して実施する必要がある．

実技1

以下に，各体位（側臥位・背臥位・座位）での介入例について，健常者への介入を例に紹介する．

1．介入前

20代健常男性の上肢挙上と動的座位バランスの評価場面

両上肢挙上では，左上肢が右上肢と比較して肩関節軽度外転，肘関節軽度屈曲，腋窩の高さも左のほうが低い（図14-a）．肩甲上腕関節の屈曲角度も左のほうが小さく，胸椎の伸展が不十分である（図14-b）．左殿部に荷重した際のバランス反応としては，肩甲帯が下制したまま固定的となり，体幹の立ち直り・頸部の立ち直りが起きにくい状態である（図14-c）．左の菱形筋群や皮膚，広背筋・円筋群の伸展性が乏しいことで肩甲胸郭関節の外転と上方回旋の可動範囲が狭くなっている状態である．

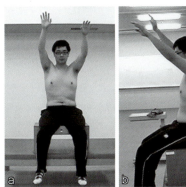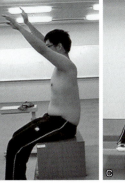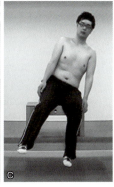

図14 評価
a:前面観,b:側面観,c:側方バランス反応

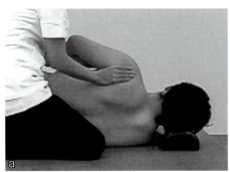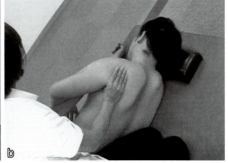

図15 肩甲帯の内外転の際のもち方
a:腋窩の前後壁を把持,b:上肢の重みを支える

2. 治療① 肩甲帯の内外転

　　作業療法士は対象者の後方に位置する．腋窩の下に両母指を入れ，腋窩の後壁（広背筋・円筋群・上腕三頭筋長頭）をまとめて把持し（図15-a），もう一方の手で前壁（大胸筋・小胸筋・上腕二頭筋短頭）と肩甲骨を把持する．また，対象者の上腕・前腕はセラピストの前腕に乗せ，肩甲上腕関節に重みがかからないよう支える（図15-b）．
　　肩甲骨を内転方向に動かす際には，前壁の胸筋群の伸張を加えると同時に，菱形筋群と肩甲帯周囲の皮膚に歪みを加えるように行う．その際，肩甲帯を少し挙上し，肩甲骨を胸郭から頭側に浮かせた状態から胸郭の丸みに沿って内・外転させると，可動範囲は広がる．図16-b は挙上させないで内転している場面で，図16-a と比較すると肩甲骨の内転と周囲の皮膚・筋の動きが小さいことがわかる．

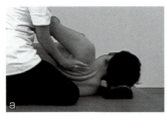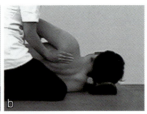

図16　肩甲帯の内転
a：肩甲骨を挙上して内転，b：肩甲骨を挙上せず内転

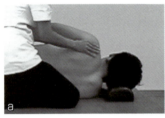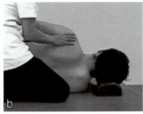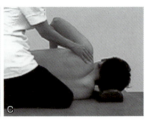

図17　肩甲骨の上方回旋
a：腋窩前後壁を把持，b：胸鎖関節を支点とする，c：上腕骨を軽度外転する

3．治療②　肩甲骨の上方回旋

　広背筋・円筋群の伸縮性を引き出すために，腋窩の後壁と前壁を把持する（図17-a）．上方回旋を行う際は，上方回旋運動の軸となる胸鎖関節を支点にして運動させる（図17-b）．その際，上腕骨を軽度外転させることで，肩甲骨が外転運動に連動して上方回旋が起こりやすくなる（図17-c）．

4．治療③　肩甲帯挙上

　作業療法士は対象者の前方に位置する．前方からのアプローチでは，肩甲骨の運動だけでなく，上腕との連結に対して同時にアプローチできる．作業療法士の手で三角筋を中心として，肩甲上腕関節周囲を把持し，一方の手では胸郭を安定させる（図18-a）．このとき，対象者の上肢は作業療法士の大腿部に乗せ，重さを取り除く（図18-b）．肩甲骨の挙上と同時に上腕の屈曲によって腋窩を開くことで，下制筋である広背筋・僧帽筋下部線維に伸縮性を促す（図18-c）

1）別法（背臥位での介入）

　肩甲骨を把持する際には，上腕骨を内旋させることによって肩甲骨を外転

1. 肩甲帯-肩関節

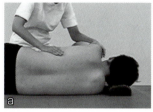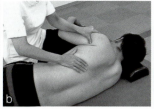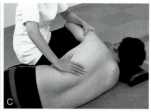

図18　肩甲帯挙上と下制
a：胸郭を安定させ，肩甲上腕関節周囲を把持，b：上肢を作業療法士の大腿部に乗せて肩甲骨下制，c：肩甲骨の挙上と肩関節屈曲

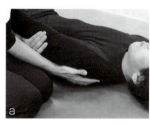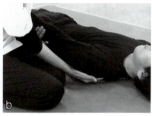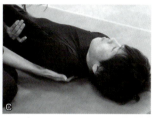

図19　別法　背臥位での肩甲帯の挙上と下制
a：上腕骨を内旋させ，肩甲骨内側縁を把持，b，c：肩甲骨を内転，挙上，下制方向へ動かす

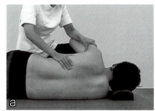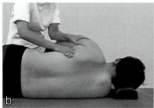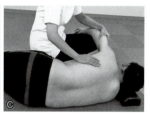

図20　肩甲上腕関節の内外旋
a：上腕三頭筋長頭を把持，b：肩関節を外旋位にする，c：屈曲とともに内旋位とする

方向に引き出し，肩甲骨の肩甲棘上に示指・中指を，肩甲骨内側縁に環指・小指を置く（図19-a）．肩甲骨を内転方向に少し戻し，挙上・下制方向に運動させる．このとき，肩関節を牽引しないよう作業療法士の上腕と体幹で対象者の上肢全体を保持し，頸部に動揺が起こらない範囲で挙上・下制の可動域を拡大させる（図19-b，c）．

5．治療④　肩甲上腕関節の内外旋

作業療法士は，一方の手で肩甲骨下角部を安定させ，もう一方の手で上腕三頭筋長頭を把持する（図20-a）．肩関節外旋位から開始し（図20-b），屈曲

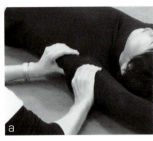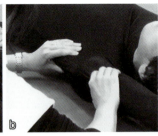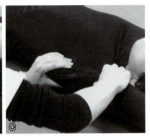

図21　別法　背臥位での肩甲上腕関節の内外旋（腋窩の後壁へのアプローチ）
a：大円筋，小円筋，広背筋と上腕三頭筋の把持，b：aの筋を近づける，c：上腕三頭筋の筋長を確保し，上腕骨外旋

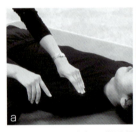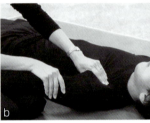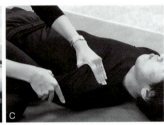

図22　別法　背臥位での肩甲上腕関節の内外旋（腋窩の前壁へのアプローチ）
a：大胸筋停止部と上腕二頭筋を把持，b：上腕二頭筋を大胸筋下で滑走させる，c：外旋方向へ運動させる

とともに内旋運動を行う（図 20-c），その際，肩甲骨の下角は安定させたまま，広背筋・大円筋と小円筋の間から上腕三頭筋を引き出すように操作する．

1）別法（背臥位での介入）

　対象者の上肢を可動できる範囲で屈曲挙上させる．完全屈曲できない場合は，助手に対象者の上を支えてもらうか，枕などで支えをつくり，対象者の上肢はリラックスさせる．作業療法士は，一方の手で腋窩の後壁を成す大円筋・小円筋・広背筋を把持し，もう一方の手で上腕三頭筋を把持する（図 21-a）．腋窩の後壁の筋群と上腕三頭筋を寄せ集めるように近づけて，筋に緩みをもたせる（図 21-b）．次に，小円筋・大円筋・広背筋の間に挟み込まれるように走行し，かつそれらの筋と筋連結のない上腕三頭筋を引き抜くように引き離す．これにより，大円筋・広背筋と小円筋との間で上腕三頭筋を滑走させる．上腕三頭筋の筋長を確保できたら，上腕骨を外旋させるように上腕三頭筋のアライメントを整える（図 21-c）．

　また，背臥位では，腋窩の前面筋を介して肩甲上腕関節の内外旋へのアプローチを行うこともできる．セラピストの母指を腋窩に潜り込ませて大胸筋の停止部を把持し，一方の手で上腕二頭筋を把持する（図 22-a）．大胸筋を

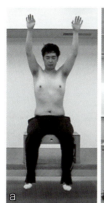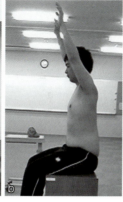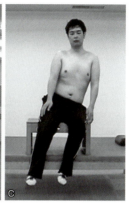

図23　結果
a：前面観，b：側面観，c：側方バランス反応

安定させたまま，上腕二頭筋の起始部方向へ筋腹を近づけたり引き離したりしながら，上腕二頭筋を大胸筋の下で滑走させる（図22-b）．筋の粘弾性が出てきたら，外旋方向への運動を入れる（図22-c）．

6．介入後

　肩甲帯周囲の筋群・皮膚の伸縮性が向上したことにより，肩甲帯の外転・上方回旋が拡大し，上肢挙上時の腋窩の位置が対称的となり（図23-a），肩甲上腕関節の屈曲角度も拡大している（図23-b）．また，側方バランスでは，肩甲骨の外転・上方回旋に伴って，不十分だった頸部・体幹の立ち直り反応が改善した（図23-c）．

実技2─座位で肩甲骨をセッティングする方法

1．介入前

　対象者は20歳代，男性．評価は両上肢挙上・体幹屈伸・Functional Reach Test（FRT）を実施した（図24）．両上肢挙上は左上肢が右上肢に比べ，外転している（図24-a）．後面からみても左後方への体幹の捻れとともに，左広背筋が短縮傾向である．また，左肩甲骨の内側縁が右に比べ浮き上がっている（図24-b）．座位左側面では上部胸郭は屈曲位にあり，左肩甲骨は外転・挙上し前方傾斜している．大胸筋の緊張も高く，上腕骨は内旋位で骨頭は前方に変位している（図24-c）．体幹の屈曲を行うと左後方への捻れと，体幹全

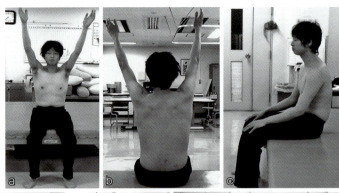
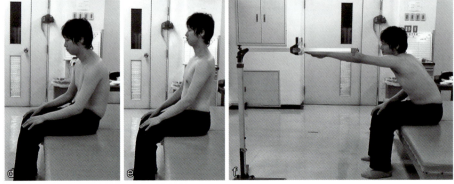

図24　評価：両上肢挙上・体幹屈伸・FRT
a：上肢挙上（前面），b：上肢挙上（後面），c：座位姿勢（左側面），d：体幹屈伸（屈曲位），
e：体幹屈伸（伸展位），f：FRT

体の屈曲を強めるのみで，骨盤の運動は少ない（図24-d）．体幹伸展では骨盤の前傾が不十分で，体幹全体が後方へ反り返る（図24-e）．

以上の傾向はFRTにも認められ，左後方に重心を残し左広背筋の張りを強めるため，努力的である．リーチ範囲は316 mmであった（図24-f）．

1）介入仮説設定

端座位姿勢における肩甲帯の可動域改善のためには，両上肢挙上や体幹屈伸で認められた ① 広背筋の伸張固定を緩める，② 肩甲骨下角から内側縁を胸郭に密着させる，③ 肩甲骨の内外転から前鋸筋・腹斜筋を介し体幹筋の活動を高める，④ 肩甲骨の挙上を誘導し広背筋・大胸筋の長さを引き出し肩甲骨を内転位に安定させることで，体幹の分節的な活動と肩甲帯の分離性が得られる．その結果，上肢挙上範囲が拡大すると仮説設定を行った．

1. 肩甲帯-肩関節

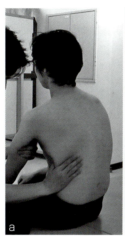
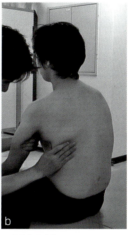

図 25 広背筋の短縮を緩める
a：上腕二頭筋と広背筋を把持する，b：広背筋を把持し，殿部へ圧をかける

2．治療

1）広背筋の短縮を緩める

　作業療法士は対象者の姿勢に動揺を与えないよう，左上腕二頭筋を把持し肩関節の内旋位を維持した状態で，上腕骨骨頭を関節窩に圧をかける．次に左広背筋を把持し殿部に圧を加えながら，姿勢を安定させる（図 25-a）．作業療法士は広背筋の緩みを感じたところで，ゆっくりと上方へ引き出していく（図 25-b）．数回繰り返すと同時に，体幹の屈曲姿勢を無理に修正しないようにかかわる．

2）肩甲骨の内側縁を胸郭に密着させ内・外転をつくる

　左肩甲骨下角を把持し内側縁を胸郭に密着させながら，肩甲骨を内転位に操作する．このとき，左上腕は肩関節の内旋位を維持し，広背筋・大円筋と上腕三頭筋の長さを確保する（図 26-a）．次に肩甲骨を外転方向へ誘導し，同時に上腕骨も近づける．このとき，肩甲骨の外転とともに前鋸筋を介し腹斜筋群が活性化される（図 26-b）．数回繰り返すと，肩甲骨の内・外転の可動域が広がり，左肩関節の外旋と肩甲骨の外転にあわせて，腰椎の伸展と骨盤の前傾が確認できた（図 26-c）．

3）肩甲骨の外転・挙上から内転・下制を促す

　骨盤の前傾を維持した状態から肩甲骨の外転・挙上を促し，広背筋・大胸

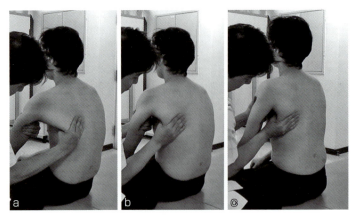

図26 肩甲骨の内側縁を胸郭に密着させ内・外転をつくる
a：肩甲骨下角を把持し，内転させる，b：肩甲骨を外転させ，上腕骨と近づける，c：腰椎伸展と骨盤前傾が確認された

筋の長さをつくる（前面筋の接触は次の「4）上部胸椎の伸展と胸郭の拡張を行う」の項目を参照）．作業療法士は上腕骨の接触から左大胸筋・小胸筋の把持に切り替え，鎖骨の運動性を意識している．胸郭-殿部の位置関係が外れないよう，作業療法士の両手をあわせるように肩甲骨の内側縁を胸郭に当てたまま誘導している．大胸筋の緩みが感じられたら肩甲骨の挙上・外転方向に誘導し（図27-a），内転・下制方向へ修正する（図27-b）．大胸筋の広がりと同時に，下部胸椎の伸展が確認できる（図27-c）．数回繰り返すと，体幹前面筋と後面筋の協調した活動により，肩甲骨から体幹の屈伸が誘導できるようになる（図27-d）．体幹全体の伸展保持が可能となり，肩甲骨の挙上・下制が比較的容易に誘導できるようになる．体幹の分節性と肩甲骨の胸郭に対する分離性が確認できた（図27-e，f）．

4）上部胸椎の伸展と胸郭の拡張を行う

最後に，肩関節の外旋・外転位にてさらに大胸筋の長さをつくる（図28-a）．作業療法士は左手の母指を大胸筋と肋間に潜り込ませ，小胸筋を示指で烏口突起，中指・環指で鎖骨下筋の触診を行い，鎖骨の可動性を確認しながら，肩甲骨の外転・挙上（図28-b），内転・下制の誘導を行う（図28-c）．上部胸椎の伸展と胸郭の拡張が確認できた（図28-d）．

3．結果

両上肢の挙上では，体幹の伸展と左肩関節の可動域が拡大している（図29-a）．また，後面からみても非対称性が改善され，左肩甲骨の浮き上がりも軽

1. 肩甲帯-肩関節

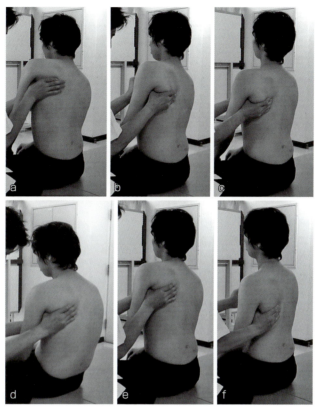

図27 肩甲骨の外転・挙上から内転・下制を促す
a：肩甲骨外転，挙上，b：肩甲骨内転，下制，c：下部胸椎の伸展が拡大，d：体幹の屈伸が誘導しやすくなる，e，f：肩甲骨の分離性が確認できた

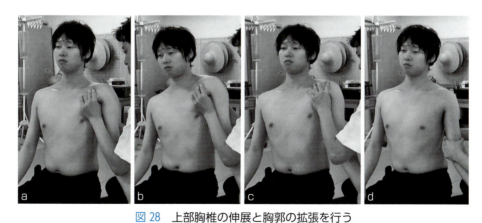

図28 上部胸椎の伸展と胸郭の拡張を行う
a：大胸筋を把持する，b：肩甲骨の外転，挙上，c：肩甲骨の内転，下制，d：上部胸椎の伸展，胸郭の拡張

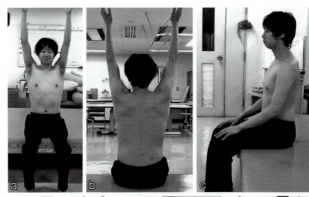
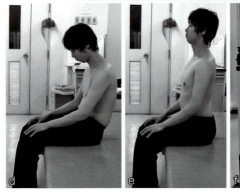
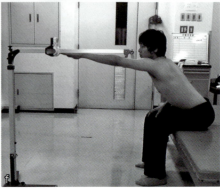

図 29　両上肢挙上・体幹屈伸・FRT
a：上肢挙上（前面），b：上肢挙上（後面），c：座位姿勢（左側面），d：体幹屈伸（屈曲位），e：体幹屈伸（伸展位），f：FRT

減された（図 29-b）．対象者からも「左腕が軽くなった」との感想も聞かれた．左側面では，体幹の伸展保持が可能となり，肩甲骨の挙上・外転による前歩傾斜が改善され，支持面に対し垂直に構えられている（図 29-c）．それに伴い，上腕骨骨頭の前方変位も修正された．体幹の屈曲では左後方に捻れる傾向が改善された（図 29-d）．体幹の伸展は評価時よりも骨盤の前傾がつくれ，上部胸郭の拡張に伴い，肩甲骨の内転も確認できる（図 29-e）．

FRT では評価時 316 mm から，結果 431 mm と 115 mm 増加した．また，体幹の伸展活動と骨盤の前傾，両足底への十分な荷重が確認できた．

実技 3

座位で肩甲骨の下角と内側縁を胸郭上で移動させ，肩甲帯・脊柱の可動性を促す方法．

1．肩甲帯-肩関節

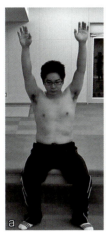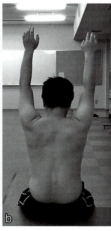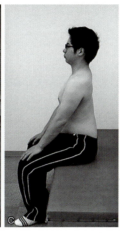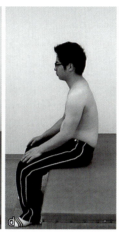

図30　評価：両上肢挙上・体幹屈伸
a：上肢挙上（前面），b：上肢挙上（後面），c：体幹伸展，d：体幹屈曲

1．介入前

　対象者は20歳代，男性．
　評価は両上肢挙上・体幹屈伸を実施した．両上肢の挙上は右上肢が左上肢に比べ挙がりにくい．挙がりにくい側の上肢は，大胸筋の緊張も高く，上腕骨は内旋位で骨頭は前方に変位している（図30-a）．後面では体幹の右後方への捻れと右広背筋の短縮による，胸腰椎移行部の膨隆が確認でき，左に比べると右肩甲骨の上方回旋が少ない（図30-b）．体幹の屈伸は頸部過伸展，重心は坐骨より前方にあり努力的な動作である（図30-c, d）．なお，治療仮説設定は実技2と同様の視点で実施する．

2．治療

1）体幹を安定させ肩甲帯-肩関節を把持する（図31）

　治療開始肢位は，アプローチする反対側から作業療法士の体を接触させ，右大腿部を骨盤にあてることで，対象者の姿勢を安定させている．作業療法士は右手で対象者の肩甲骨下角を，左手で三角筋を包み込むように把持し，肩甲上腕関節に圧をかけ肩甲骨内側縁を胸郭に密着させている．このとき，作業療法士は把持した肩甲骨と上腕骨の関係を変えず，坐骨に向かって圧をかけることで体幹に動揺を与えないように配慮している．

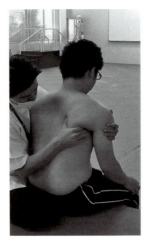

図31 体幹を安定させ肩甲帯-肩関節を把持する

2）肩甲骨の内側縁を密着させ，内外転をつくる

　作業療法士は両手で対象者の肩甲骨・上腕骨を把持したまま，広背筋・大胸筋の緊張の影響を受けないよう上肢帯の重さを免荷し，肩甲骨を挙上・内転方向へ誘導している（図32-a）．上肢の重さが軽くなる位置で肩甲骨内側縁を胸郭に密着させたまま挙上・外転方向へ誘導し，肩甲骨の前方突出を促している（図32-b）．抵抗を感じたら肩甲骨を元の位置に戻す．このとき，肩甲骨内側縁を胸郭にあてたまま肩甲骨の後退を誘導する（図32-c）．肩甲骨を誘導するとき，作業療法士は対象者の姿勢に動揺が起こらないように常に密着し，体幹の安定を配慮している．この動きを数回繰り返し，肩甲骨の可動性を広げていく．

3）肩甲帯と体幹の関係をつくる

　前述の動きを，3～4回繰り返すと，肩甲骨の内転方向への誘導と同時に脊柱の伸展反応が高まってくる．作業療法士は右手で肩甲骨下角を把持したまま，前腕を使い腰椎の伸展を誘導している（図33-a）．続けて体幹の伸展位を保持したまま肩甲骨の挙上・外転を促す（図33-b）．大胸筋の筋緊張が改善され，肩甲骨の内転方向への可動性が拡大している（図33-c）．さらに繰り返すと，肩甲骨の挙上・外転，内転の可動性が拡大するとともに，胸椎の伸展も確認できた（図33-d, e）．

1. 肩甲帯-肩関節

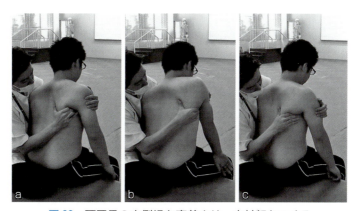

図32 肩甲骨の内側縁を密着させ，内外転をつくる
a：肩甲骨挙上・内転，b：肩甲骨の挙上・外転，c：肩甲骨の後退を誘導

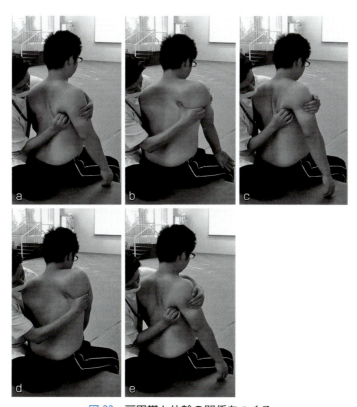

図33 肩甲帯と体幹の関係をつくる
a：肩甲骨下角を把持し腰椎伸展を誘導，b：肩甲骨の挙上・外転を促す，c：内転方向の可動性が拡大，d：胸椎の伸展を確認

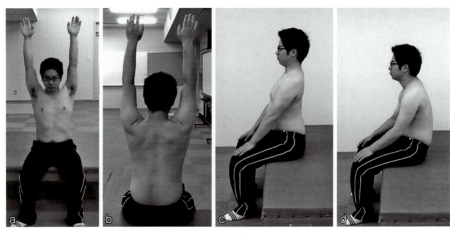

図34　結果：両上肢挙上と体幹屈伸
a：前方観，b：後方観，c：体幹伸展，d：体幹屈曲

3．結果

　アプローチの結果，対象者の右上肢の肩関節屈曲可動域は拡大し，腰背部の膨隆も改善した（図34-a, b）．体幹の伸展が得られ，骨盤の前傾と頸部の過伸展も改善されている．また，重心も坐骨上に位置している（図34-c）．屈曲では広背筋の緊張が改善され，屈曲の可動域も拡大した（図34-d）．

臨床での注意点

　側臥位は，肩甲帯を治療する場合，上になった側の肩甲帯を最も運動させやすい肢位である．一方で，背臥位と比べて支持基底面が小さいことから安定性には欠けるため，肩甲帯と一緒に体幹や骨盤帯が動いてしまわないよう，安定させる配慮が必要である．そのために対象者の下肢を屈曲させて物理的安定をはかり，不安定性による肩甲帯周囲の筋の高緊張を防ぐ．
　さらに，側臥位後方からの介入は，肩甲骨の全景と肩甲胸郭関節の状況を視覚的にとらえやすいという利点がある．この場合，作業療法士の大腿部を骨盤帯から体幹に密着させることで側臥位姿勢に安定性を与えることができる．
　側臥位前方からの介入でも，作業療法士の手や大腿で体幹に安定させることが可能であるが，上肢の評価や治療も同時に行う際など対象者に密着できない場合には，体幹や骨盤帯に影響を与えない範囲で動かすなど，肩甲帯以

外の部位への配慮が必要である.

　背臥位での治療は，肩甲骨は体幹とベッド面とに挟み込まれ，内転や下方回旋の動きは引き出しにくい反面，全身がリラックスしやすいため肩甲帯周囲の筋緊張は低くなり，肩甲帯周囲の筋の可動性を引き出しやすいメリットがある．また，背臥位では上肢の取り扱いを特に注意する必要があり，上肢のアライメントや肩甲上腕関節の運動も同時に考慮しながら介入することが重要である．

　座位で肩甲帯の自由度を実現するには，肩甲帯周囲に関連する体幹筋や骨構造として，体幹と連結する鎖骨の可動性確保が重要となる．また，体幹の安定性を考えるうえで骨盤や股関節の可動性にも十分配慮が必要である．臨床ではこういった解剖学・運動学的な背景をもとに治療することが求められ，健常人での介入で確認される変化を実現できるよう，自己研鑽を重ねることが重要であると考える．

おわりに

　養成校における ROM に関する教育は，評価を主な目的とした基本軸・移動軸・測定肢位・参考可動域・運動方向などの理解に終始することが多い．特に治療という意味では，理論が先行し，治療技術の獲得までは達成しきれていないのが現状ではないだろうか．解剖・運動・各疾患の障害像などの背景を理解し，臨床で活かし，応用できる技術を自らも研鑽しながら伝えていきたい．

※写真掲載につきましては，各対象者ご本人の同意を得ております

文献

1) 矢野龍彦, 他：ナンバ走り 古武術の動きを実践する. 光文社, pp30-31, 2003
2) 中山　孝, 他：肩関節周囲炎に対する徒手的運動療法. PTジャーナル 38：pp28-29, 2004
3) 中村隆一, 他：基礎運動学 第6版補訂. 医歯薬出版株式会社, pp219, 2012
4) Paul Jackson Mansfield, et al（著），弓岡光徳, 他（訳）：エッセンシャル・キネシオロジー 機能的運動学の基礎と臨床. 南江堂, pp52-81, 106-108, 2010
5) A. I. KAPANDJI（著），塩田悦仁（訳）：カパンジー機能解剖学Ⅰ上肢. 医歯薬出版株式会社, pp22, 2011
6) 山本伸一：第19回活動分析研究大会 特別講演抄録 中枢神経系疾患における上肢機能アプローチ. 活動分析研究会：pp18-21, 2008
7) Donald A. Neumann（著），嶋田智明, 平田総一郎（監訳）：筋骨格系のキネシオロジー. 医歯薬出版株式会社, pp106-108, 2005

8) 河上敬介,他:改訂第2版 骨格筋の形と触察法.大峰閣,p16,2013
9) 山本伸一:中枢神経疾患に対する作業療法 具体的介入からADL・福祉用具・住環境への展開.三輪書店,pp84-85,2009
10) Thomas W. M(著),松下松雄(訳):アナトミートレイン-徒手運動療法のための筋筋膜経線.医学書院,pp85,125,147,152,2009
11) 柏木正好:環境適応—中枢神経系障害への治療的アプローチ,第2版.青海社,pp 14-15,50-55,2007

2. 肩関節

磯野弘司

はじめに

　図1は春日居サイバーナイフ・リハビリ病院の名称にもなっているサイバーナイフ（Cyber Knife® Robotic Radiosurgery System）という放射線治療のための機械である．6の関節をもち，繰り返し精度誤差0.2 mm未満のロボットアームでピンポイントにがんを狙い撃ちすることが可能である．しかし，人の肩甲上腕関節（狭義の肩関節であり，以下，肩関節と表現した場合にはこの肩甲上腕関節を指す）は，ロボットアームのように軸性に動くことはなく，複合的な動きをすることで，それ以上の自由度と効率的なコントロールを可能にしている．運動性と安定性という両立困難な条件を満たすための肩関節の機構は機能美といえるほどである．

　しかしながら，肩関節はその機能性ゆえに，わずかなバランスの崩れによって機能障害をきたしやすい関節ともいえる．われわれが臨床でかかわる対象者は，肩関節に関しては痛みの訴えも多く，治療対象となりやすい．図2-b

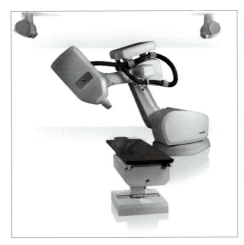

図1　サイバーナイフ
（画像提供：日本アキュレイ株式会社）

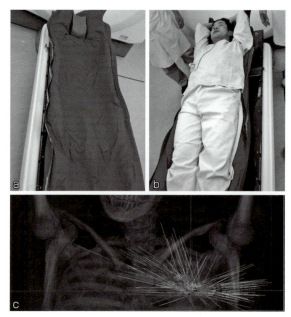

図2　サイバーナイフ治療肢位
a：体幹部治療用固定具，b：体幹部治療肢位（肺がん），
c：治療計画画像（筆者自身画像による模擬計画）

は当院のサイバーナイフ治療での体幹部（肺がん）の治療肢位である．図2-aのような固定具の上でこのような同一肢位を40分以上とり続けることもある．患者も時につらさを訴えるのだが，図2-cに示すように治療時に多方向からのビーム（X線）を使用するため，ビームが上肢を通過しないように，このような肢位が必要となる．時にこういった肢位を安楽にとれるような介入結果を即時的に求められることもある．そういった日々の対象者に対する治療経験を踏まえ，さらにはROMの拡大だけではない，上肢機能としてのROM治療を考えるきっかけとして，肩関節の機能的特徴を踏まえたアプローチのポイントをご紹介する．

 肩関節の安定機構

　肩関節における肩甲骨関節面は，上腕骨頭関節面の約1/3を覆っているにすぎない．上腕骨頭の関節面は関節窩の縦径で1.9倍，横径で2.3倍にもなり，きわめて不安定な不適合関節であることがわかる（図3）．そのため肩関節は複雑な安定化機構をもつことでその安定性と運動性を確保している．

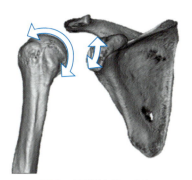
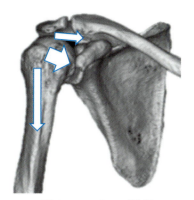

図3　肩関節 3D-CT　　　　図4　ロッキング機構

1. 静的安定機構

　肩関節は上腕骨頭に対して関節面は 1/3 しかなく，体重の 7〜9％といわれる上肢の重さを支えるにはいかにも脆弱である．また，肩関節における関節包の潜在的容量は上腕骨頭の約 2 倍といわれ，その緩い結合が肩関節の可動性を保証している．そのため肩関節は，その靱帯結合においても股関節ほどの強固な結合に頼ることが難しい．そこで上肢の重さを効率的に支持しているのが肩のロッキング機構である（図4）．

　上腕骨頭と上腕骨体の間には 135°の傾きがあり，さらに 30°後捻している．それに対して肩甲骨の関節面は，肩甲骨内側に対して 5°上方傾斜しており，通常は関節面としてはわずかに前上方を向いている．この傾きと上肢の重さを関節面への安定した合力に変えるのが烏口上腕靱帯と関節上腕靱帯である．この 2 つの靱帯の作用と関節面の傾きが，上肢の重さを関節面への安定した合力をもたらす．さらに関節面を取り囲む関節唇は浅い関節面を深さでも 2 倍にする．それらの作用により，肩関節は臥位や座位において，その上肢の重さを関節面の安定に利用することができる．また，肩関節の関節包内は上肢の重さがかかった状態では通常陰圧になっている．したがって，圧力の作用においても上腕骨頭は構造的に関節面に引きつけられている．

2. 動的安定機構

　動的安定機構について肩関節外転を例に考えてみると，三角筋と腱板筋群のフォース・カップルが安定状態を保った中での関節面での転がりとすべりを実現している（図5）．肩関節外転の際，三角筋の収縮は上腕骨頭に対して上方への転がりの力を生じる．しかし，その際に棘上筋は上腕骨頭を外転方

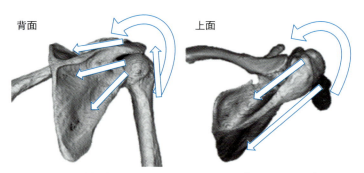

図5　腱板筋群によるフォース・カップルのイメージ

向へ転がし，関節面への適合性を高め，安定性を付加するように関節を圧迫する．さらに肩甲下筋，棘下筋，小円筋は，上腕骨頭の上方への偏心を防ぐために下方へのすべりを伴って外転の際の上腕骨頭と関節面の適合性を保持し続けるように作用する．

　不適合関節である肩関節のすべりと転がりの動きは軸性に乏しく，その動きを安定させるためには単一方向からの筋収縮によることが困難である．多方向からの協調した筋収縮が得られることで筋は機能的に作用し，安定した上肢活動を保証することが可能になる．安定性と運動性の確保という両立困難な課題に対して，協調的な動的安定機構がそれを実現させている．

 ## 安定機構を意識した ROM 治療

　脳損傷者においては，中枢神経系の協調関係の不良から身体各部のアライメントは正常から逸脱しやすい．そのため肩関節の安定機構が正常に機能せず，結果として上肢機能の低下を招いてしまう．本来は構造的に安定をはかっている関節がローテーター・カフ（以下，カフ筋）による固定を余儀なくされ，動作時にカフ筋のフォース・カップルは機能できない状態に陥ってしまう．脳損傷者の肩関節の問題は，必ずしも筋の短縮や軟部組織の損傷などの基質的問題に起因するとはかぎらず，このような安定機構の不具合によって生じることも多いということである．

　そのため ROM 治療としては，アライメントの逸脱を軽減して安定化をはかることで，カフ筋群による代償固定を改善することを意識する必要がある．

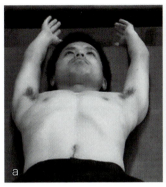
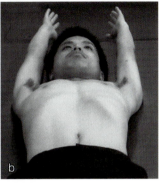

図6　上肢の挙上
a：評価，b：結果．左上肢は評価時に比べ肩甲骨の下制後退が減少し，非対称性が改善している

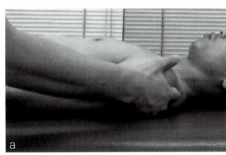
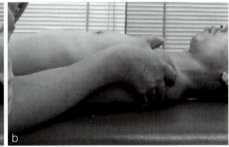

図7　肩甲骨の触診
a：良い例，b：悪い例．肩甲骨のアライメントを確認する際は，aのように肩甲骨にもぐりこむように接触し，bのように無造作に引っ張り出すような外乱刺激は避けたほうがよい

1．実技

　肩甲骨のアライメントおよび上肢の挙上を評価し，非対称性や挙上時の上肢の主観的な重さの違いなどを確認する（図6-a）．その際に，肩甲棘を挟み込むように触診することで（図7），カフ筋群の活動およびアライメントの変化を正確にとらえることが可能となる．

　上肢を支える際は（図8），烏口上腕靱帯と関節上腕靱帯にゆとりが確認できるように上腕骨頭と関節窩をあわせていくことを意識する．上腕骨の操作を行う際は，上腕骨の動きに対して過剰に肩甲骨が引きずられてしまわないように留意する．また，上腕骨の操作から肩甲骨のアライメントを力ずくで修正していくことは，軟部組織や筋に対しての過常伸長となりやすいため避けなければならない．

　上腕骨頭の上方への逸脱に配慮しながら転がりを促していくのと同時に，

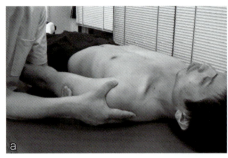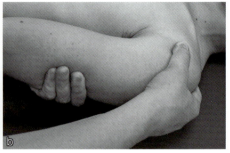

図8 上腕骨を支える
a：肩甲骨同様に外乱刺激にならないようにもぐり込ませて上腕骨を把持する．b：上腕骨頭と関節窩の適合を母指部で触診して確認する

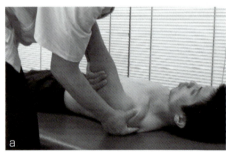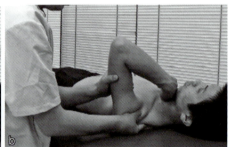

図9 適合性を維持した上腕骨の操作
a：引っ張りや押し付けにならないように上肢と肩甲骨の関係を触診しながら行う．b：肘屈曲位で行う場合には関節面に押し付けてしまわないように特に注意する

骨頭が関節面をすべっていく感触をとらえ続ける（図9）．この際に関節内運動に伴ってカフ筋群の収縮の変化をとらえ，動きに伴って発生する筋の協調的作用が引き出せているか確認したい．

　一連のROM治療の結果，対象者の感覚としては自分で動かしているような感じ，もしくは動かせそうな感じがするといった感想が聞かれることもある．そういった反応が得られているときにはそのROM治療は有効に機能している（図6-b）．

2．臨床介入のポイント

1）治療肢位の検討をする

　実技の画像では臥位での治療場面を選択したが，座位でも留意すべき内容は多い．臨床介入においては治療肢位の選択も重要なポイントとなる．安定機構におけるアライメントの崩れは，主に重力とそれに対する姿勢制御の反

映としてもたらされやすい．したがって，座位での姿勢制御に問題を抱えて肩関節の機能障害に陥っている症例に対して，治療肢位の検討もなくROM治療を実施するのは効率的とはいえない．

2）誘導時の姿勢変化を意識する

臨床介入においては，アライメントだけでなく姿勢制御を同時に意識しなければ，本来の肩関節の安定機構を活用することはできない．そのため，肩甲骨や上腕骨を把持するときには常に姿勢の変化を意識し，治療者の操作が外乱刺激にならないことを心がける必要がある．アライメントを意識するということは，その形態的な位置関係を考慮することだけではない．いまある位置関係を重力下における姿勢制御の反映ととらえることが重要である．

3）支持面との関係も考慮する

操作を加えている部分の反映として，支持面は必ず変化することを常に意識してほしい．たとえば肩甲骨のアライメントの修正をはかるときに，肩甲骨の外転や内転に伴って同側の肩甲骨の支持面や反対側の支持面に変化が起きる．その際に，治療者は肩甲骨に触れたときや操作を加えたときの体幹のアライメントや支持面の変化を，接触から得られる抵抗感やみた目からイメージできることが必要となる．

肩関節周囲の結合組織

肩関節は前述のとおり関節面の狭い不適合関節である．そのため周囲の軟部組織がその支持性や運動性を援助していくことが重要となる．そのため，わずかなアライメントの不整合や，不動による線維化などによってその機能を著しく損なうことになってしまう．

1．肩関節の関節包と靱帯の関係

肩関節の関節包は，関節窩周縁から上腕骨の解剖頸まで伸びている．同様に滑膜も内側に付着し，上腕二頭筋の長頭腱を包みこむように結節間溝まで伸びている．前述のとおり，肩関節における関節包の潜在的容量は上腕骨頭の約2倍といわれ，他動的並進運動を可能にしている．特に，関節包下部は腋下陥凹といわれ，肩関節外転時のすべり動作を保証している．

また，肩関節周囲に多数存在する滑液包においても，肩峰下滑液包や肩甲

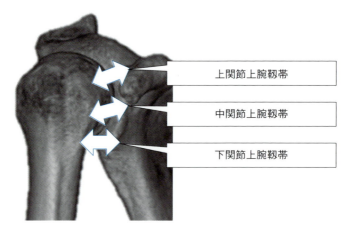

図 10　関節上腕靱帯の走向イメージ

下滑液包は肩関節のスムーズな動きには欠かせず，特に肩甲下滑液包は Weitbrecht 孔を介して肩甲上腕関節の関節包と交通している．そのことにより関節内圧の調整に寄与している．

　さらに肩関節の線維性関節包は比較的薄いため，強固な関節上腕靱帯によって補強されている．関節上腕靱帯は 3 つの線維束に分けられ，上関節上腕靱帯は上腕骨を下後方に並進した場合，中関節上腕靱帯は外旋時や前方並進した場合，下関節上腕靱帯は外転・内旋時にその緊張を強める．このような並進運動や内外旋運動を関節包内運動として行う際に，この関節包と関節上腕靱帯を主とした結合組織の機能は十分に考慮されなければならない（図10）．これらの結合組織における循環障害や線維化に伴った癒着，肥厚により肩関節の関節面における滑走性は制限を受け，ROM 制限をもたらす結果となる．

2．介入肢位とゼロポジション

　前述のサイバーナイフでの体幹部治療場面でみられるようなゼロポジションは，ハンモックポジションともいわれ，肩甲棘と上腕骨が一直線になる肢位を指す（図 11）．カフ筋群が上腕骨頭を中心に円錐状に配置され，過剰な筋活動を伴わない安定肢位とされている．しかしながら，この姿位で ROM 治療を行うことは，特に脳損傷者治療の臨床においては決して多いとはいえない．関節周囲筋群のアライメントや軟部組織の粘弾性が正常化された状態においては，たしかに，この肢位を有効とする見方はあるだろう．しかしながら，関節包や靱帯の緊張を考慮した場合，むしろ強調した外転，外旋位とな

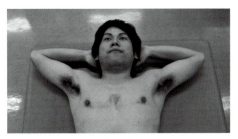

図11 ゼロポジション

るこの肢位は最大緊張を伴う．むしろ肩関節周囲の結合組織の可動性を準備することは，こういったポジションを可能にする必須条件ともいえる．

そのため，介入肢位として肩関節外転20°・屈曲30°・内外旋0°の中間位を開始肢位として考慮したい．この肢位では上腕骨頭と肩甲骨関節窩の接触が安定し，結合組織の張力が極端に変位することもないため安定的な介入が可能となる．本来，安定肢位もしくは固定肢位としての機能的肢位には諸説あり，それぞれに治療介入的意義はある．今回提示する治療実技は，あくまでも脳損傷者に対するROM治療において日常よく活用されやすい介入肢位としてとらえていただきたい．

肩関節周囲の結合組織を意識したROM治療

肩関節の関節包は，重力下における上肢の下垂状態では張力が高まりやすく，その可動性を十分に確保するには技術を要する．そのため，比較的臥位での治療を選択することが多くなり，そこで前述の介入肢位を確保しながらROM治療を行っていくこととなる．しかしながら，単に治療肢位の選択のみでは，作業療法士の意識としては周囲の結合組織の可動性を確保しているつもりであっても，結果的に筋の伸長のみになってしまっていることが臨床場面ではよく見受けられる．

1．実技

肩関節90°外転，肘90°屈曲位で自動運動での肩関節内・外旋のROMを左右で評価する（図12-a）．ROMが低下していて肩甲帯での代償運動がより著明な側を選択し（図12-b），さらに他動運動にて内・外旋を誘導する．その際に，肩峰下を触診しながら行い（図12-c），間隙の狭小化の程度を確認しておくと変化をよりとらえやすくなる．

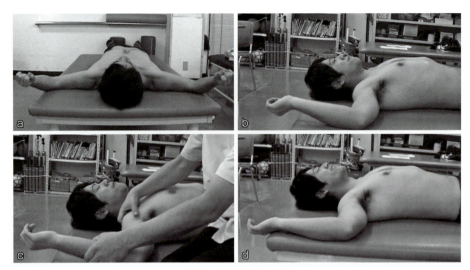

図12　肩関節の外旋
a：左右差の評価，b：側面からの評価，c：肩峰下間隙の触診，d：結果．触診は最終可動域だけでなく誘導範囲の中での変化を確認しておく

　介入肢位を確保するため上肢のポジショニングを行うが，その際に治療者の大腿部などを利用する際は，てこの原理が発生して骨頭を引き上げる形となって，関節包に過剰な張力を伴ったストレスが発生しないように留意する必要がある．まず前腕を使って上肢全体を保持し，三角筋の辺縁に沿うように母指をあて，4指で腋窩から骨幹部を把持するように上腕を安定させる．次に筋腹のねじれが起きないように注意しながら，関節包内での並進運動を行う．筋を過剰に伸長してしまわないよう骨頭・骨幹部を意識した把持を維持しつつ，骨頭部分に対して無理な外旋運動を入れて関節上腕靱帯の過剰伸長を招かないように注意する．

　動かす際は，まずは極力内・外旋を中間位に置いた状態で前上方に並進し，関節包の緩みをとらえられたら後下方への動きを確認する．その際は，上関節上腕靱帯に過剰な緊張を求めないように配慮することで骨頭と関節窩の過剰な摩擦を回避し，関節内圧の異常を招くリスクが軽減できる．繰り返す中で肩峰下間隙が少し広がるようであれば，関節包内の間隙や関節陥凹に少しゆとりが出てきているので，内外旋の動きを骨幹部から骨軸を意識して行う（図13）．後下方への並進を保持したまま内外旋の関節包内運動が可能なようであれば再度確認のため評価を行い，内・外旋時のROMの変化と肩峰下の間隙の触診を行う（図12-d）．

　もしROMの改善がはかられ，ゼロポジションでの治療が可能であれば，同様の内容をこのポジションで行うことで新たな経験が得られる（図14）．

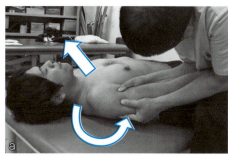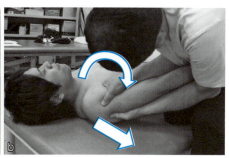

図13　肩関節外転20°・屈曲30°・内外旋0°での介入例
a：関節包内運動を意識しながら並進の誘導を意識することで関節包の緩みを確認していく．
b：てこの要素が入らないように自身の前腕を利用して上肢全体を包むように支える

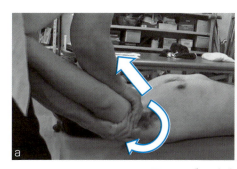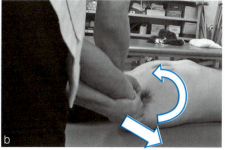

図14　ゼロポジションでの介入例
a：インピンジメントに注意して，痛みのない範囲を確認しながら行う．b：筋の短縮等がある場合には過剰な伸長を行わないよう筋の捩れを伴わない骨運動を意識し，関節包内のすべりが確認できることを主とする

特に，内・外旋筋群の影響を受けにくいといわれるこのポジションでは，回旋と並進を伴った関節包内運動を経験することが有効と考える．実際の治療場面においては，このポジションでも結合組織による影響を受けにくくなることで痛みを回避し，ADLにおける肩関節のROM制限に起因する問題の解決へとつながることも多い．

2．臨床介入のポイント

1）はじめから結合組織の緊張を高めるような運動方向を求めすぎない

　てこの要素が入らないポジショニングを心がけることはもとより，関節包内運動を意識するあまり，関節を引っ張ってしまうような支持はむしろ有効に機能しない場合が多い．そのため，座位における同様の介入においては，さらに上肢の重さが過剰に関節包や靱帯に影響を与えないように配慮する必

要がある.

2）関節包内の並進運動を上手に利用する

関節包内での上腕骨頭のすべり運動は回旋運動を意識しすぎると，誘導することが難しい．そのため，治療者は行えているつもりでも実際にはすべり運動をうまく誘導できず，結果的に結合組織の過剰伸長を招いてしまうこともある．並進運動を試みる際は肩甲帯の動きにも注意し，場合によってはベッドと肩甲骨の間に空間をつくらないようにタオルを入れるといったセッティングも考慮したい．

3）骨幹部や骨頭の動きを触診し，筋のねじれによる緊張を招かない

上腕骨や肩甲骨を把持する際に骨軸の動きを強調できず，表層の筋にねじれを生じさせてしまうことで高緊張を招いてしまい，関節包内運動をうまく誘導できなくなってしまうことも多い．骨を動かすという表現が適切かどうかはわからないが，イメージとしてはそういった感触をもって操作を行うと結合組織への治療介入としては効果的であると考えられる．

肩関節の筋連結

上肢機能として肩関節の役割を考えると，末端の操作を体幹中枢部につなげ，全身の反応に伴った上肢活動を保証するための中継地点としての役割が大きい．そこで考えるべきは，肩関節を経由する筋の連結である．肩関節のROM訓練を行ううえではその連結を意識することは，効率的なROMの確保だけでなく，真に機能的な上肢機能の獲得に欠くことのできない要素といえる．

1．前面部の連結

前面部では，図15に代表される連結を考える必要がある．この一連の体幹部から母指部への前面のつながりは，機能的には上肢・体幹双方の重さをつなぎとめておく役割が大きい．ぶら下がった手の重さや，逆に手でぶら下がる際の体幹の重さを支える連結である．その中での肩関節の機能的意義は，その重さが肩関節でせき止められることなく，全体の働きとして支えるというものである．脳損傷者によくみられるような上肢の重さに対する過剰代償と前面部筋群の高緊張およびそれに付随する肩の痛みは，この連結を考慮す

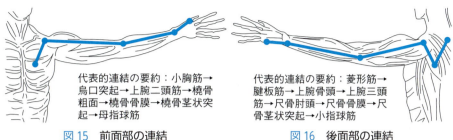

図15　前面部の連結
代表的連結の要約：小胸筋→烏口突起→上腕二頭筋→橈骨粗面→橈骨骨膜→橈骨茎状突起→母指球筋

図16　後面部の連結
代表的連結の要約：菱形筋→腱板筋→上腕骨頭→上腕三頭筋→尺骨肘頭→尺骨骨膜→尺骨茎状突起→小指球筋

る必要がある．

2．後面部の連結

　後面部では，図16に代表される連結を考える必要がある．これらの連結は，挙げられた筋群をみてもイメージできるが，リーチングに代表される上肢活動に関与している．その中で肩関節はリーチングの際に肩甲上腕リズムの働きなど，上肢活動に伴う肩甲帯の機能を発揮させていくための機能的連結を担う．脳損傷者におけるリーチングの際の代償動作や末梢の不安定性，それに伴った動作時の痛みなどは，この連結を考慮する必要がある．前面部同様，機能的上肢活動においては肩関節を単独で動かすのではなく，体幹を含めた上肢全体の動きとしてROM治療を考えることが重要である．

 ## 筋の連結を意識したROM治療

　脳損傷者の日常生活場面において，肩関節の問題として動作時の痛みや動作を阻害する上肢アライメントの問題が挙げられる．「寝返りの際に上肢から誘導を試みようとすると痛みを訴えられてうまくいかない」「座位で麻痺側手の置き所がない」「歩行時に肩の亜脱臼とともに痛みを生じ，固定しないとバランスがうまくとれない」といったことがよくみられる．これらの問題に対して，スリングの使用も含めて，上肢を体幹に引き寄せて抱え込むという戦略をとることも多い．これは必ずしもすべてが否定されるものではないが，肩関節の筋連結という視点を考慮した場合，上肢が体幹から離れていく感覚とそれに伴った全身の反応を経験していくことは脳損傷者にとって重要なことである．

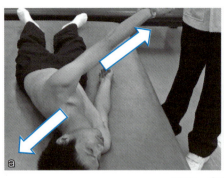
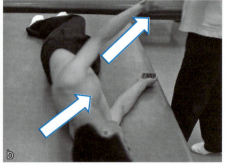

図 17　寝返りの誘導
a：評価，b：結果．評価時に比べ引っ張り返すような抵抗感はなく，追従するような反応が得られるため，誘導が軽く感じられる

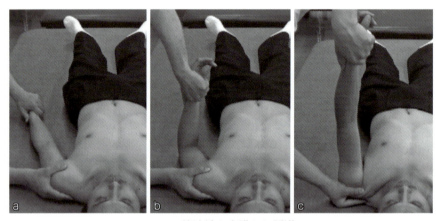

図 18　筋連結を意識した誘導
a：末梢から上肢を誘導する際に肩甲骨のアライメントが崩れてしまわないように注意する．胸郭や骨盤の動きにも留意することは連結を意識するうえで重要，b：過背屈に注意して手関節を安定させる，c：上肢の重さを関節窩にのせる

1．実技

　上肢からの寝返りの誘導を評価する（図 17-a）．寝返りの誘導そのものは意識せず，手からの誘導に対して中枢部からの抵抗感や重たさを感じる側を治療側とする．

　肩甲骨を把持した後に，連結の起点となる母指部から，手関節の安定をはかる．過背屈にならないように注意しながら，上肢の重さを関節窩に載せるようなイメージで肩関節の屈曲を誘導する（図 18）．失敗していると肩甲帯の後退や上腕二頭筋の過剰緊張，肘関節の屈曲などと同時に体幹や骨盤の引き込む反応がみられる．屈曲を誘導していく際にこれらの反応がみられると

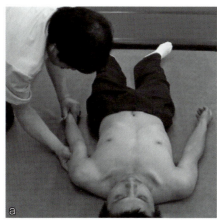 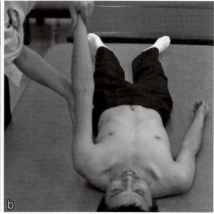

図 19　肘からの誘導
a：上腕の内外側筋間中隔をとらえる，b：筋間中隔からの誘導に対しても肩甲骨のアライメントが崩れないように注意し，引っ張らない

きには，肩甲帯のポジションや母指球を引っ張るような誘導になっていないかを再度確認する．

　肘からの誘導では，上腕の内外側筋間中隔をとらえるように把持すると肩関節との筋連結を感じとりやすい．そこから屈曲方向へ誘導し，肩甲骨の追従を確認する（図 19）．追従が確認できたら肩関節の内・外旋を屈曲伸展の動きとあわせて行っていく．筋間中隔の緩みの変化が感じられたら内・外旋を誘導しながら，追従を伴った肩関節面での転がりとすべりをさらに促通していく．

　末梢部からの誘導では，肩関節からのつながりをとらえることはかなり難しくなる（図 20）．運動方向だけでなく，体幹部に至る筋連結からもたらされる抵抗感をとらえ続けながら，それに打ち勝たないように肩関節を誘導していくことが重要である．末梢部からの誘導に対して肩甲骨や体幹の追従がみられるようになると，寝返りの際に手からの誘導に対する中枢部からの抵抗感や重さが軽減する（図 17-b）．

2．臨床介入のポイント

1）上肢以外の追従性も確認する

　肩関節の ROM 治療において筋連結を意識するということは，上肢活動が体幹も含めた全身の協調関係の結果であるということを考慮することとも言い換えられる．治療者が把持した部分や操作を加えている部分の ROM や抵抗感のみに意識を向けるのではなく，体幹部も含めた操作に対する追従性を

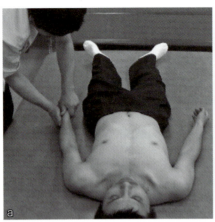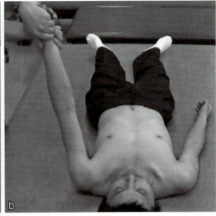

図20　末梢部からの誘導
a：手関節に過剰なストレスがかからないようにし，b：肩甲骨が挙上位にならない範囲で誘導を行う

確認していくことである．

2）体幹から上肢が離れる感覚を提供する

上肢が体幹から離れていく感覚を，引っ張らないように提供できることがこの場面では求められる．ROMを求めるように操作するのではなく，把持した情報が肩関節を通じて全身に波及していくことを身体各部の反応から評価できる視点が必要である．

上肢を抱えることでバランスを取る戦略を選択している対象者に対して，恒常的な感覚からの開放をはかるために，ROM治療を展開することが重要である．

3）筋のストレッチにならないようにする

筋のストレッチを行うことでROMを求めるのではなく，連結の感覚を受け入れて体幹へとつなげていく肩関節の知覚運動経験を対象者と共有することが求められる．常に誘導の方向とタイミングとスピードが適切であるかを，全身の反応を確認しながら意識してほしい．

臨床での注意点

1. 関節面の整合性に常に配慮する

　肩関節を動かすときは，狭義の肩関節の動きに注視しがちである．しかし，広義の肩関節を意識すると同時に，関節アライメントが効率的な状態にあることを常に確認する必要がある．肩甲骨についても目視だけでなく，触診を心がけてほしい．

2. 抵抗感に打ち勝とうとしない

　肩関節に限らず ROM 治療において，治療者は手に伝わる抵抗感に打ち勝つような操作を加えがちである．不適合関節である肩関節の構造的特性を考えると，抵抗感に打ち勝つのではなく，抵抗感につかまらないように動きを探索していく感覚が重要である．

 ## まとめ

　当院では患者の状態によっては放射線治療室内で肩関節の ROM 治療を行うこともある．筆者の治療スペースを確保するために，放射線技師がサイバーナイフを動かすのだが，その動きを間近にみていると改めてその精緻な動きには驚かされる．しかし，軸性のモーターで動くロボットアームには実現不可能な効率性が人間の肩関節にはある．運動性と安定性をあわせもつ肩関節の機構を理解するためには，単に肩関節の骨格的なアライメントのみに注目するのではなく，筋緊張のバランスや軟部組織の柔軟性，肩甲帯や体幹部のアライメントと連結など多様な状態像を意識する必要がある．疾患別の体系に基づいた紹介ではないため，情報としては不十分な部分も多々ある．しかし，提供させていただいた介入実技例が解剖，機能の意義に対する興味を引き出し，ROM 治療に対する視点を広げるきっかけになれば幸甚の至りである．

文献

1) Neumann DA（著），嶋田智明，他（訳）：カラー版　筋骨格系のキネシオロジー．医歯薬出版，2012
2) Myers TW（著），板場英行，他（訳）：アナトミー・トレイン．医学書院，2012
3) 山本伸一（編）：疾患別 作業療法における上肢機能アプローチ．三輪書店，2012

3. 肘関節

門脇達也

　肘関節の各部位の構造

　肘関節は解剖学的に上腕骨と橈骨，尺骨によって形成された関節であり，同一関節包内に3関節（腕尺関節・腕橈関節・上橈尺関節）をもつ複合関節である．その中でも上腕骨滑車と尺骨滑車切痕からなる腕尺関節を狭義の肘関節と呼び，「肘関節」といった場合はこの関節をイメージすることが多いだろう．腕尺関節は「らせん関節」に分類され，一軸性関節となる．両側の側副靱帯によって運動の強化がはかられ，関節の前後は関節包によって支持される非常に安定度が高い関節である．

　肘関節屈曲の最終可動域は，尺骨鉤状突起が上腕骨鉤突窩に入り込むことで制限を受ける．しかし，実際は軟部組織による制限が主で，その原因は上腕と前腕の肘関節屈筋群の肥大によって制限を受けることがほとんどである．そのため，他動運動時と自動運動時の最終域に差が生じる．一方，肘関節伸展の最終可動域では，尺骨肘頭が上腕骨肘頭窩にあたる骨性の運動制限であり，自動と他動運動時の差はあまりない．また，肘関節を伸展した際に，尺骨の長軸が上腕骨長軸よりも外方へ約10～20°の傾きを示す．腕尺関節は関節構造上，上腕骨滑車の内側部直径が外側部のそれよりやや大きいため，肘を伸展するとこのような角度が生じる．この角度をcarrying angleと呼び，3タイプの型に分類される．ROM治療を行ううえで関節の運動面がどのようになっているか観察し，理解しておく必要がある．

　同様に，関節運動を他動的に行ううえで，関節の運動軌跡がどのように正常運動するかを知っておくことも大切である．肘関節屈伸運動を行う際に，わずかではあるが前腕の動きが生じる．最大伸展位から屈曲すると屈曲80°までは，屈曲角度の増加とともに前腕の回内が徐々に増加する．さらに屈曲を続けると今度は回外が生じる．この運動域は5～7°ではあるが，前腕をどの肢位に固定しても生じる（図1）．これは，らせん関節の関節面と靱帯の作用によって発現し，尺骨自体が上腕骨に対して回旋するためと考えられている．

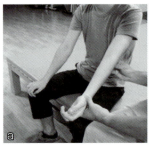 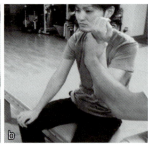 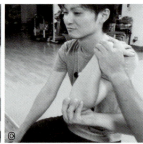

図1　carrying angle を意識した肘関節屈曲

　ここで，広義の肘関節に戻ってみる．橈骨は尺骨とともに近位橈尺関節も形成し，遠位橈尺関節とともに前腕の回内外の動きに関与する．この前腕の動きは上肢運動の最終的な作業方向の決定を行う．そのため，肘関節・手関節のROMを行ううえで，前腕を含めたアライメントを踏まえたROM治療を考えることが，解剖・運動学的な治療展開上に有効と考える．

　前腕の運動としては橈骨・尺骨を軸に回旋する運動，すなわち回内外がみられる．この回内外は肘関節・手関節の肢位によって異なる運動パターンをもっている．具体的には，運動軸である回内-回外軸が肘関節伸展位では第5中手骨を通過するが，肘関節屈曲位では第3中手骨を通過することになる．また，肘関節屈曲位でなおかつ手関節が尺側へ傾くと，第2指を回内-回外軸が通過する．これらの運動軸は日常生活で物品を使用する際に，効果器である手が効率的に作業することを援助している．

　このように，ROM制限が日常生活上でどのような場面で影響するのか理解しながらROM治療に取りかかることは，作業療法士にとっては大切である．介入する関節にどのような役割があり，どのような運動連鎖の中で利用されているかを考えることで，ROM制限となる原因やアプローチを展開する手がかりになることがあるので，ぜひとも覚えておいていただきたい．

実技

1．実技

1）end feel の確認

　End feel（最終域感）とは，最終可動域において動きが制限され，ある種の感覚を手に感じ取ることである．その種類には下記のようなものがある．
　・骨性最終域感：肘

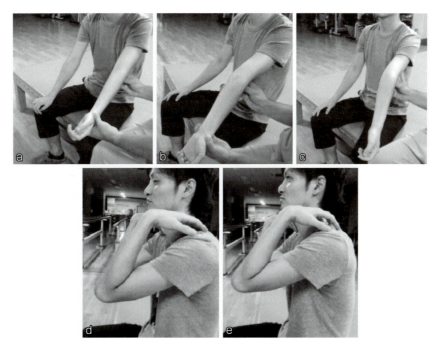

図2　end feel の確認
a：作業療法士は肘頭部を安定させ，前腕運動を行うための準備をする，b：わずかな回外を行いながら，肘頭部では，c：しっかりと骨性の安定性が得られると前腕部の重さが軽く感じられる，d：治療前は肘屈曲に加え手関節と手指の動きによる代償がみられる，e：治療後は肘がしっかりと屈曲しているため代償は少ない

- 関節包最終域感，靱帯性最終域感：手指，背屈
- 筋性最終域感（拮抗筋，主動筋）：ハムストリングス
- 軟部組織性最終域感：膝関節屈曲

通常，肘関節を完全伸展させると弾性の抵抗感を感じ最終域となる（図2）．そのまま，尺骨を肘頭窩に押し込みながら前腕回内すると尺骨の側方変位が生じ骨性の end feel（最終域感）を感じることができる．日常生活上，肘関節は生理的屈曲肢位であることが多く，最終域まで伸展される機会が少ない．そのため，他動的に完全伸展させることで関節包が伸長され，可動性に変化が生じる．また，同時に肘関節の自動屈伸時の運動感覚が変化することや，肘関節屈曲時にも可動性の変化が確認できる．

　背臥位にて左上肢を観察すると，前腕は回内位で手指屈曲の状態が確認される（図3-c）．肘関節は軽度屈曲しており，隣接する上腕二頭筋-腕橈骨筋の短縮が推察される．ROM治療では上腕二頭筋と腕橈骨筋を離解するように前腕回外の運動を行う（図3-a）．このとき，上腕二頭筋側はアライメントがずれないようにすることが重要である．前腕の回外運動をする際には筋の形状・筋線維の方向を観察しながら，筋が伸長されるのを筋の可動性・粘弾

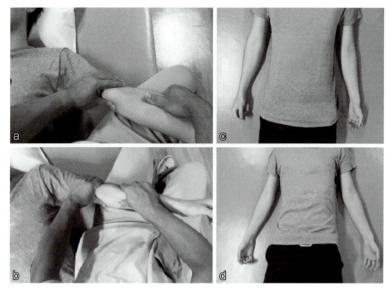

図3　肘関節における筋アライメントに対するROM治療
a：上腕部を安定させ，腕橈骨筋を上腕二頭筋から離解させていく，b：前腕回内によって骨間膜の可動性を改善する，c：治療前，d：治療後

性にて確認する．前腕の回外範囲が広がってくれば，橈骨-尺骨間の骨間膜の可動性を改善するように作業療法士のもち手を変更する（図3-b）．

このような肘関節の肢位で前腕が回内位になることもよく確認される．この場合，円回内筋の短縮に加え，橈骨-尺骨間に繊維走行を有する骨間膜が短縮してしまう．骨間筋膜の短縮は前腕や肘関節の可動域制限の原因に関係するだけではなく，前腕部の力伝達が円滑に行えないことや骨間膜を起始部とする手外筋に対して収縮時の筋張力が発揮しづらくなるといった2次的な現象が予測される．

2．実技の別法1

肘関節90°付近の屈曲肢位で作業療法士は前腕を保持しながら，腕橈関節を触診し橈骨頭の位置を確認する（図4-a）．前腕部を保持しゆっくり回内させ，前腕の運動にあわせて橈骨頭が回旋していることを確認する（図4-b）．このとき，橈骨がスムーズに回内する範囲でのみ運動を行う．橈骨頭の動きがスムーズになってきたら前腕の回外方向への運動も誘導する．解剖学上，橈骨近位部には，上腕二頭筋と回外筋の停止部が隣接して付着している．上腕二頭筋の余分な緊張を避けながら回外運動をすることで，緊張によって制限されていた回内方向へのROMが改善される．これによって，肘関節屈曲時の生理的回内外運動の関節可動性が確保できる．

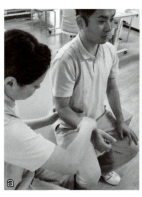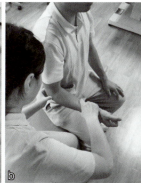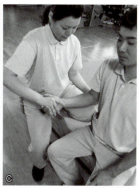

図4　肘関節の実技の別法1
a：橈骨頭を確認，b：回内にあわせて橈骨頭の回旋を確認，c：作業療法士の大腿部を接触させ安定をはかる

　前腕部の筋は手関節をまたぐ2関節性の筋が多く存在するため，熟練した作業療法士であれば手関節のアライメントを整えながら前腕回内外の運動を誘導できる．この際，肘関節・前腕・手関節と複合関節を同時に操作するため，作業療法士の大腿部を接触させ運動の参照点にすることで対象者の安定した姿勢を確保することができる（図4-c）．

結果

　右肘関節の屈曲角度は増加し，前腕の回外運動がしっかりと行えるようになっている．また，手掌面の拡大と手指の伸展が広がっているのが確認できる（図5）．

3．実技の別法2

　作業療法士の大腿部で上腕部を支え，上肢全体の余計な緊張を高めないように準備する．前腕は回外位にするが，上腕二頭筋の緊張がリラックスできる肢位を前腕の位置にて調整する（図6-a）．作業療法士は上腕二頭筋筋腹部の輪郭を触診し内側方向へスライドさせる．このとき，上腕骨は動かさず，骨軸に対して外旋方向に筋自体を移動させる（図6-b）．移動させた上腕二頭筋の位置を保ちながら，作業療法士はもち手を換え，肘関節の屈曲運動を誘導する．この際，上腕二頭筋を収縮させないように注意しながら，前腕の重みを利用して腕尺関節を屈曲させていく（図6-c）．屈曲した肘関節に対して作業療法士は両手で包み込むように把持することで，関節内圧を高めるように圧迫を加える（図6-d）．このとき，しっかりとした肘関節屈曲ができていれば，上腕部を支えなくても空間に保持できる．

結果

　左肘関節の屈曲角度が増している．また，肘関節を屈曲した際の左肩関節

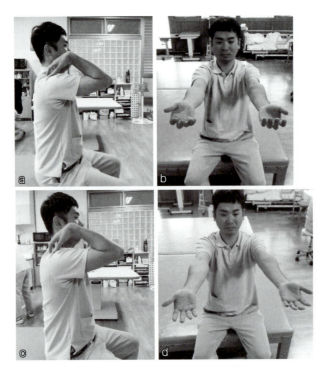

図5 肘関節の実技の別法1 結果
a, b：介入前ROM, c, d：介入後ROM

の屈曲角度にも変化がみられている（図7）.

 臨床での注意点

　まず1つ目に，関節構造の特徴や正常な運動軌跡について理解しておかなければ，関節構造に適合しないROM治療を知らないうちに行ってしまう危険性がある．肘関節は異所性骨化が生じやすい関節に挙げられ，その原因の1つは乱暴な徒手的運動にあるといわれている．運動学的に一軸性の関節で骨による安定性が強いということは，逆にROM治療の際，力の逃げる場所がないことを意味する．そのため，ROM治療に先立って健側で運動軌跡を観察してから患側へのアプローチを実施することが必要で，くれぐれも乱暴な抵抗をかけることは避けていただきたい．

　2つ目に，最終可動域に生じるend feelを判別する技術も大切である．通常，ROM治療では正常な関節構造の特徴や関節の運動軌跡をイメージしながらアプローチする．つまり，評価と治療が表裏一体となった状態でのかかわりである．しかし，予期していた関節運動が行えない，または達しないこ

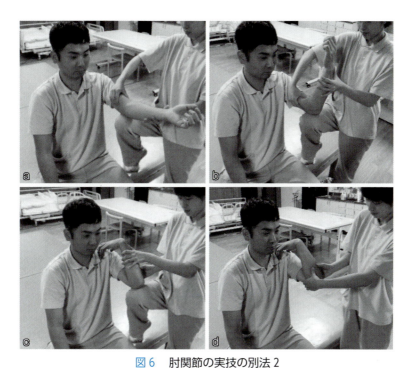

図6　肘関節の実技の別法2
a：大腿部で上腕を支えリラックスさせる，b：骨軸に対し外施方向へ筋をスライドさせる，c：前腕の重みを利用して腕尺関節を屈曲させる，d：関節内圧を高めるように圧迫を加える

とが観察された場合には，関節運動の制限因子に対する原因を評価する作業が必要となる．その際に，作業療法士の手から受ける関節運動のend feelはROM治療を展開するうえで貴重な情報源となる．

たとえば，肘関節屈曲において尺骨の鉤状突起が上腕骨鉤突窩に入り込まない，もしくは橈骨の橈骨小頭が引っかかったようなROM制限が起きてしまう．また，伸展時に尺骨肘頭が上腕骨肘頭窩にうまく入り込まないと，完全伸展ができないことがあるだろう．これら骨性の制限は作業療法士に明確なend feelとして伝わってくるが，リハビリテーションでは対処不能で外科的処置が必要となる．しかし，それ以外の靱帯・関節包の緊張，肘関節筋群といった結合組織・軟部組織によるend feelを感じた場合は，改善できる余地がある．

最後に，疾患別に生じる問題についても注意が必要である．たとえば，整形外科疾患を例にとってみれば，受傷した肘関節において他動的に屈伸運動を行った場合，二関節筋である上腕二頭筋や上腕三頭筋長頭が優位に働き，上腕筋・上腕三頭筋内側頭といった単関節筋が十分に活動しないという特異的な筋活動をしばしば経験する．単関筋の働きとして，筋収縮を伴うことで，

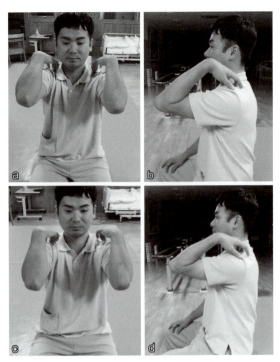

図7　肘関節の実技の別法2　結果
a, b：介入前ROM, c, d：介入後ROM

筋停止部である関節包を引っ張る作用があるため，関節運動時に関節包の挟み込みを防止できる．しかし，これらの単関節筋が活動しないとimpingementが発生し，疼痛を伴ったROM制限がみられる．同時に，不動によって関節包の柔軟性が維持できないことや，靱帯の滑動にも影響を与える可能性が生じるだろう．この場合には，単関節筋の収縮を確認しながら関節運動を行うことで，ROMの改善と関節性拘縮への進行予防をはかることが必要である．同時に，2次的なほかの筋への影響がないか，しっかりと評価しておくことも大切である．

　また，脳血管障害に代表される中枢性運動麻痺などに生じる筋短縮が原因となる場合には，関節構造・関節運動はもちろん，筋のアライメントに配慮しながら介入することも大切である．ROM治療が必要な運動麻痺の場合，肘関節は屈曲肢位で制限が生じることが多いが，発症初期では関節自体が拘縮していることはほとんどない．具体的には，上腕二頭筋と腕橈骨筋の筋緊張が高まり屈曲肢位が生じているが，筋緊張を調整しながら関節運動を行うと肘関節伸展位まで運動できることは少なくない．この場合，関節運動の制限となる筋へのアプローチが必要となる．上述のような筋緊張が高まっている状況が長期的にある肘関節では，筋-筋膜に滑走が生じていない．つまり，隣

接する筋-筋の位置関係も変化しない状態であり，滑走しない筋や筋膜間に癒着が生じる可能性がある．結果，肘関節の ROM 制限を引き起こす原因となる．そのため，これらの筋のアライメントを整えながら ROM 治療をすることが必要となる．

まとめ

　肘関節は，手と対象物における距離の最終的な調整器官としての役割を果たす．そのため，肘関節の屈曲角度が制限されると直接的にリーチ範囲に影響する．日常生活において必要な肘関節の最小可動域は 75～105°といわれており，可動域の減少は，両手動作においても同様に能力障害の要因となる．

　また，これらの ROM 制限については，単に数値だけでは片づけられない側面があることにも十分に理解してほしい．肘関節が上肢の中間的な位置づけとなる肢節であることを考えれば，近・遠位関節の両側からの影響を受けることは理解しておかなければならない．また，肘関節は手と対象物の距離の最終的な調整を行うため，前腕の回旋に ROM 制限が生じれば運動の自由度が制約されてしまい，最終的な作業方向に制限を与えるという負の運動連鎖が生じてしまう．このような考え方は，今後の治療方針や適切なアプローチを展開するためにも大切な視点になるため，私たち作業療法士は十分に理解し習得しておく必要があるだろう．

文献

1) 矢﨑　潔：手の関節の動き・運動の理解．メディカルプレス，2005
2) Calais-Germain B（著），仲井光二（訳）：動きの解剖学Ⅰ．科学新聞社，1995
3) 山本伸一（編）：疾患別　作業療法における上肢機能アプローチ．三輪書店，2012
4) 山本伸一（編）：中枢神経系疾患に対する作業療法．三輪書店，2009
5) Sahrmann SA（著），竹井　仁，他（訳）：運動機能障害症候群のマネジメント―理学療法評価・MSB アプローチ・ADL 指導．医歯薬出版，2005
6) 鵜飼建志：肘の可動域と制限因子，その対応について．*Sportsmedicine* **23**：9-14，2011
7) 特集／二関節筋―その意味とはたらき．*Sportsmedicine* **20**：5-20，2008

4. 手関節

門脇達也

手関節の各部位の構造

手関節は橈骨・尺骨・そして8つの手根骨からなる複合関節である．また，手根間関節と遠位橈尺関節はこれらの関節を陰から支えており，最終可動域でそのROMを拡大したり，損傷を回避するなどの役割を担っている．特に，手根間関節のすべり現象によりROMが拡大することで，力の分散を果たしている．手関節の屈曲・伸展それぞれの最終可動域に橈骨・尺骨両遠位端の間での上下運動（すべり現象）が観察でき，屈筋・伸筋腱がスムーズな滑動を行えるように補っている．

手関節の靱帯は背側・掌側ともに橈骨関節窩から手根骨近位列が離れることがないように存在し，運動の最終域で手根骨が橈骨関節窩に引きつけられ，安定性を増すように働く．橈屈・尺屈の最終域感（end feel）の違いとして，橈屈は形態的に骨性の制限を受け極度に制限されるが，尺屈は橈側の側副靱帯の影響を大きく受け運動制限を起こす．次に，橈骨手根関節と手根中央関節それぞれについて述べたい．

1．橈骨手根関節

橈骨手根関節は，手根関節の主な部分で橈骨下端の手根関節面と関節円板によってつくられた関節窩と近位列の手根骨すなわち舟状骨，月状骨，三角骨の近位面がつくる関節頭によって生じた楕円関節となる．この関節において豆状骨および尺骨は関係しない．二軸性の運動であり，手関節の掌屈・背屈運動，そして尺屈・橈屈運動を行う．そのほか，これらの運動を連続して行うことで描円運動が可能となる．関節包は薄く，関節腔の形には個人差が多い．また，下橈尺関節，手根間関節，豆状骨関節などの関節腔と連絡することがある．

2．手根中央関節

手根中央関節は，豆状骨を除く近位列の手根骨（三角骨，月状骨，舟状骨），

遠位列の手根骨（有鉤骨，有頭骨，小菱形骨，大菱形骨）の間にみられる複合関節で，全体としてS字状に横にうねった関節腔を示す．有頭骨と有鉤骨が大きく近位に向けて突出した関節頭をつくり，これに対する三角骨，月状骨，舟状骨が凹んだ関節窩をつくる．手根中央関節は一般的な関節窩，関節頭と異なる構造をもち，関節窩の弯曲そのものに開閉様の変化が生じる．関節腔は手根中手関節の関節腔と交通している．橈骨手根関節と協働して，手関節の掌屈・背屈を行う楕円関節である．

3．そのほかの手関節

　学生向けの教科書では手関節について説明しやすいよう，橈骨手根関節と手根中央関節の2つの関節を取り上げていることがほとんどである．しかし，これでは手関節が本来行う関節運動について表現しきれず，臨床でわれわれ作業療法士が行う手技を解説するには不十分である．

　たとえば手根間関節についてみてみると，上記2つの関節に比較すると可動範囲は小さい．しかし，手関節が全可動範囲で運動するには重要な役割をもっている．手根骨近位列は比較的緩く結合している反面，手根骨遠位列は強靱な靱帯によって堅固に結合しており，中手骨と関節をなすための安定した基盤を提供している．また，近位列と遠位列の関係に目を向けると関節窩である手根骨近位列は手根骨遠位列の影響を受ける．開いたり閉じたりと近位列に開閉現象が起きることで，遠位列の受け皿として手関節の運動を陰で支えている．その一方で橈骨遠位端に対しては，関節頭として「丸く」なったり，「平坦」になったりしており，それぞれ転がり，すべりがスムーズに行えるようになっている．このように，手根間関節は手関節にとってなくてはならない大切な役割をもっている．

　また，中手指節関節に目を向けてみると，伸展，またはわずかに屈曲した状態からはいろいろな形の物体をつかむ行為に順応できるようになっている．加えて，屈曲角度が増すと順応性は低下するが，固定力が増して力を必要とする動きに適合するといった手の働きに影響を与える重要な役割を担っている．このように手関節は2関節以上で構成されるため，運動に伴う筋は他関節筋が横切っている．そのため，関節運動に作用する筋走行のアライメントによって微妙に運動様式は変化する．

　たとえば，机上の目的物を取ろうとするときを考えてみよう．まず，手指は伸展される．このとき，手指の伸展運動は筋作用の効率化も含め手関節での掌屈が同時に起こる．逆に，つまみ動作の際には手指・母指の屈曲とともに手関節では背屈運動が行われる．一般的に「テノデーシス運動」といわれる現象であるが，日常生活の多くの場面で手指・母指と手関節の両者が相互

作用のもとに影響していることが理解できる.

　手指の動きをコントロールしている多くの筋は，前腕に近位付着をもっている．いわば手指にとっては外在的に起始している筋である．これらの手外筋は前腕の屈筋群と伸筋群として拮抗する位置関係に配列しており，筋の長さ・緊張関係を規定するうえでも手関節の存在が鍵を握っている．加えて，手指の働きに必要な縦・横アーチの形成，手指の力伝達に必要な中手骨–手根骨–橈骨・尺骨の配列にも影響を与える．そのため，ROM治療では骨だけでなく筋のアライメントに注目することが必須であり，整形外科疾患でのスプリント製作においては二次障害を引き起こさないように注意が必要となってくる．

　一方，手関節は上肢の遠位関節であり，効果器である手に対象物を把握しやすい最適な肢位をとらせている．実際，手根部の位置は手の機能に顕著に影響する．そのため，基本的には運動自由度2°であるが，回内や回外，すなわち前腕の長軸での回旋と組み合わさることによって，物を握り保持するのに必要なさまざまな角度や方向づけが可能となる．よって，手関節の存在は，手を空間に位置づける最終的な調整器としての役割を果たすといえるだろう．一般的にROM制限により活動レベルで問題が生じているといった場合，肩関節や手指のROM制限をイメージするほうが多いかもしれない．しかしながら，前述のように肘関節や手関節の果たす役割は非常に大きい．そのため，機能訓練としてのROM治療だけでなく，生活へアプローチするうえでも重要な意味をもつ．

実技

1．実技

1）アライメントに対するROM治療

　前腕部は手関節・手指の運動に作用する筋群が存在する．これらの筋には補助的に肘関節の運動にも作用する筋もあり，2関節性に作用する働きをもっている．そのため，筋アライメントは過剰に利用される方向に変位しやすい．また，多くの筋が1つの筋束となり筋膜で覆われていること，腱が占める割合が多く筋・筋膜の滑走性を円滑にするためにコラーゲン線維が多く存在するのも特徴的である．そのため，手関節では軟部組織性（筋・靱帯・関節包）のROM制限が引き起こりやすい．これらによる長期的な制限は，手関節の関節腔の狭小化，そして関節面の不適合へと進行させてしまう．その

4. 手関節

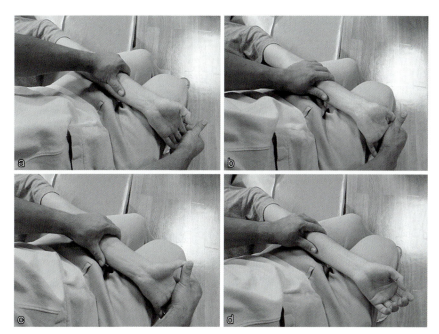

図1　手関節〜前腕部における筋アライメントに対するROM治療
a：前腕屈筋群を包みこみ圧迫する．手内筋への伸長はさけながら前腕屈筋群を圧迫し伸長させる
b：手掌内の圧方向を変化させる．前腕屈筋群が伸長してきたら手内筋を伸長させる
c：前腕の長軸方向に対して回旋の要素を入れる．手内筋の伸長性が確保されたら母指外転させ母指球の伸長を行う
d：筋の伸長性を感じとりながら二関節筋の長さを確保する．手指屈曲しているものの前腕屈筋群の緊張は軽減している

予防としても筋アライメントに対するROM治療は必要である．

　実際としては肘関節伸展・回外・手関節背屈の肢位をスタートポジションにする（図1-a）．そして，前腕屈筋群の筋腹付近を包み込むように把持し，若干圧迫を加えつつ骨から引きはがすように操作する．このとき，筋束から柔軟性を感じなければ，把持した手掌内の圧方向を変化させながら筋膜に可動性を与えていく（図1-b）．次に，2関節性の筋の長さを延長させるように前腕長軸方向に対して回旋の要素を入れることで筋アライメントを修正させていく（図1-c）．このときの注意点としてははじめは手関節・肘関節には若干のゆとりをもたせておきながら実施し，筋の伸長性を感じることができると二関節筋の筋の長さが確保される（図1-d，2）．

2）関節へのROM治療

　はじめに，手関節を形成する橈骨・尺骨の可動性の改善を準備する．作業療法士は橈骨・尺骨を左右の手で把持し，背側・掌側へ交互にスライドするように動きをあたえ遠位橈尺関節の可動性をはかる．この際に，尺骨を動か

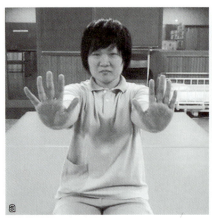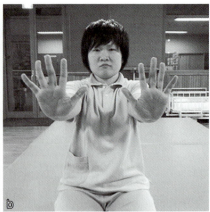

図2　結果
a：（治療前）左手掌面は狭小化しており，皮膚の柔軟性が乏しい．また，手指の外転は少なく伸長のゆとりがみられない
b：（治療後）手掌面は広がり柔軟性も改善している．手指外転もみられ，手指伸長へのゆとりがみられる

すときは橈骨を，橈骨を動かすときは尺骨を安定側としてしっかりと関節面がスライドするように配慮する．また，作業療法士の4・5指を使って手根骨を掌側から包み込み，橈尺骨の運動に際して手根骨が安定した位置に保てるように保持しておく（図3-a）．

　次に，手掌面を上に向ける肢位として豆状骨の可動性改善をはかる（図3-b）．手関節のROM制限が生じた場合，関節構造上，可動範囲が大きい尺側へ変位することが多い．豆状骨は尺側の手外筋や手内筋が走行，付着する部分であり，この部分の可動性を改善することは筋の伸長性にも影響する．まず，豆状骨を三角骨上をスライドさせる方向に動かすことで指外転筋・尺側手根屈筋の筋の長さを確保しておく．少しずつ可動性が改善されたら，母指球と小指球を外側に開くように皮膚から深部の球筋までに動きを入れる．手部にある軟部組織の伸長性が改善できたら，それぞれの球筋をまとめるように内転方向にまとめ上げ手根部をひとまとめにする（図3-c）．このとき，手背の皮膚から伸長性を引き出しておくことも大切である．まとめあげた手根部を運動側とし，安定側の前腕部との関係の中で手関節に動きを与えていく．関節面としては尺骨茎状突起にある関節窩に対して，豆状骨が適合するように尺屈・掌屈を中心として運動を行う．動きの中で関節面が適合してきたのを感じたら，運動の安定性を保ちながら徐々に可動範囲を広げていく．この際，手指の筋走行上の関係から中手指節（MP）関節屈曲，指節間（IP）関節伸展の肢位で位置づけておくほうがよい．

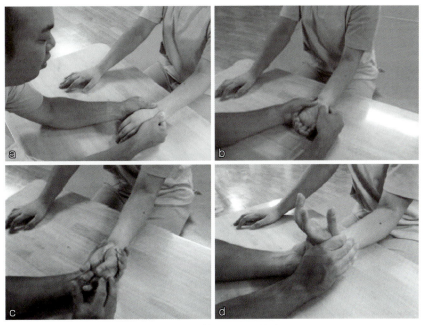

図3　手関節のROM治療
a：遠位橈尺関節の可動性を改善する
b：豆状骨の可動性をはかるとともに母指球・小指球の動きを入れる
c：母指球と小指球をまとめあげる
d：手骨の伸長性を引き出しながら手関節に動きを与えていく

2．実技の別法1

1）骨間膜の改善

　　手関節の掌背屈時には，遠位橈尺関節間の離開運動が生じることで手根骨の凹凸運動が容易に行える．しかし，その離開運動は橈骨-尺骨間の可動性にも影響され，制限因子の1つに骨間膜の可動性の乏しさがある．そのため，手関節へアプローチする前にこの骨間膜の改善を行う．具体的には，スタートポジションとして上肢を前腕の回内外運動が行いやすい位置に置き，作業療法士の両母指を骨間膜の部分に添え，骨間膜の抵抗感を触診する（図4）．そして，回内運動とともに両母指から圧迫を加え，橈骨-尺骨間が広がっていくように骨間膜に伸長を加えていく．骨間膜の伸長が感じ取れてきたら，近位から遠位へ徐々に伸長性を拡大するように作業療法士の手の位置を移動させていく．

2）橈尺関節の可動性の確認

　　橈骨-尺骨間の可動性が改善してきたら，遠位橈尺関節と手根骨から手関節に直接的に関節運動を加えていく．手関節をもつ作業療法士の左右の手の

第Ⅱ部　上肢・体幹の構造と ROM 治療

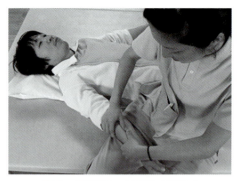

図4　手関節への実技の別法1

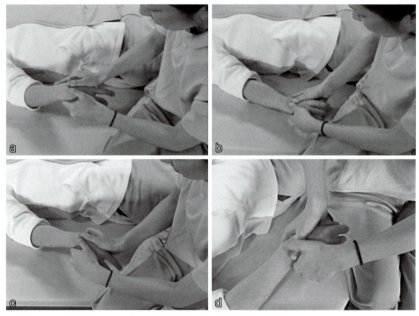

図5　橈尺関節の可動性の確認
a：遠位橈尺関節をスライドさせる，b：関節面と軸芯に気をつけながら掌屈する，
c：遠位橈尺関節が離開してきたら背屈に移る，d：掌背屈がスムーズになったら橈
　　尺屈の運動に移る

　保持方法は，前述の手関節の実技と同様とし，橈骨と尺骨のスライド運動を行い遠位橈尺関節の可動性を拡大していく．遠位橈尺関節の可動性が確認できたら，スライド運動を持続したまま，掌屈運動を同時に行っていく（図5）．このとき，両手3～5指で手根骨を包み込むように把持することで手自体を安定させ，橈骨関節面の形状に手根骨を沿わせるように掌屈させる．また，手根骨と橈骨との関節面での運動は凹凸の法則で行い，関節運動中に軸芯が定まった中で手関節の掌屈が生じるように誘導する（図5-a）．掌屈時に遠位

4. 手関節

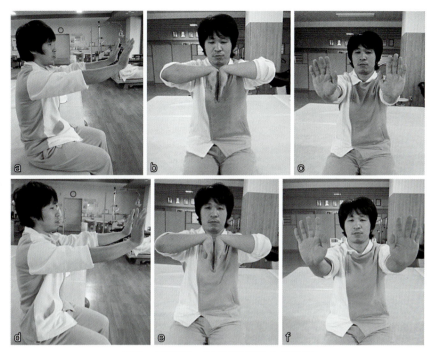

図6　手関節への実技の別法1の結果
a〜c：（介入前）背屈角度が少なく手指伸展の代償がみられる．掌屈時には肩の代償がみられる．右手掌面は狭く手指の屈曲と内転がみられる
d〜f：（介入後）背屈，掌屈の角度ともに改善しており，代償は軽減している．手掌面は広く手指の伸展外転もはっきりとみられる

橈尺関節が離開するのを感じられたら，今度は背屈運動を同様に加えていく（図5-b）．スムーズな掌背屈運動が行えるようになったら，手関節中間位をスタートポジションとし尺屈・橈屈運動へと運動方向を変化させていく（図5-c）．この際，手関節内での二軸方向への可動性と柔軟性が確保されてきたら，掌背屈・橈尺屈を組み合わせた方向での手関節の運動へと変化させておく．橈骨-尺骨間でのスライド運動はリズムよく維持しながら同時進行で行っていく．

3）結果

右手の背屈・掌屈，手指伸展が少ない．また，手掌面の狭小化と手指が軽度屈曲している（図6-a〜c）．背屈・掌屈が容易に行えるようになっている．手掌面は広がり，手指にもゆとりが出ている（図6-d〜f）．

3．実技の別法2

前腕を回内外中間位に準備することで，橈側・尺側それぞれの屈曲・伸展手根筋群の過剰な緊張が起こらないようにする．このとき，手関節は軽度掌

第Ⅱ部 上肢・体幹の構造と ROM 治療

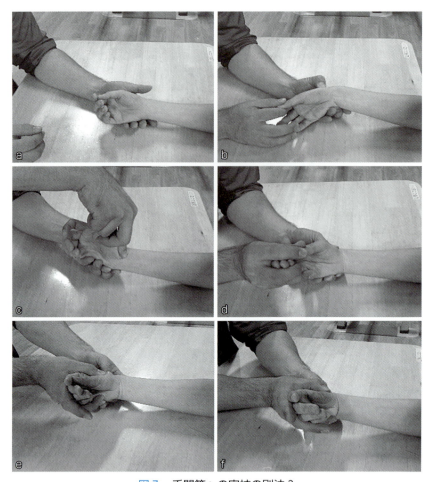

図7　手関節への実技の別法2

屈に位置させることで尺屈運動が行いやすい．また，橈骨手根関節のアライメントを同時に評価し，関節の位置関係を把握しておく（図7-a）．次に，豆状骨が尺骨茎状突起に収まるように手関節を尺屈させていく．この際，長母指伸筋を伸長させながら尺屈することで，手関節の橈側部の離開も促していく（図7-b）．橈側部が離開できたところで手関節の橈屈を行っていく．このとき，手根骨は橈骨の関節面上ですべり運動をさせながら，尺側の手根屈筋・伸筋の伸長性が確保できるように誘導を行う（図7-c）．bとcを繰り返す中で橈・尺屈運動がスムーズにできるようになったらMP屈曲・IP伸展の全指対立ポジションをとる（図7-d）．

　全指対立ポジションから掌屈する際には，手根骨が橈骨関節面で背側にすべり運動が生じるように行う．この際，手関節背側の皮膚・筋の伸長性と手関節の背側面を離開するように促しながら，橈骨関節面上では手根骨のすべ

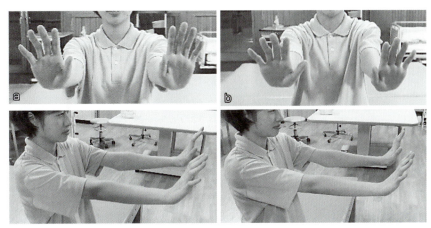

図8　手関節への実技の別法2の結果
a：治療前，b：治療後

り運動を行う（図7-e）．掌屈時に背側の伸長性と離開がしっかり行えるようになったら，今度は逆に手根骨を掌側面にすべり運動させながら背屈運動を行う．それぞれ全指対立位ポジションを保ちながら掌背屈することで手外筋と手内筋の分離した運動を促していく（図7-f）．

結果

治療前は，右手関節の背屈角度が少なく，手指伸展もしっかりと行えていない．また，両手掌面はしっかりとした広がりがない（図8-a）．治療後は，右手関節の屈曲角度が増し，手指の伸展もみられるようになっている．また，右手掌面は広がり小指球のふくらみがみられるようになった（図8-b）．

臨床での注意点

手関節の構造の説明でも触れたが，複合的な関節により構成されているため，ROM制限の要因が何かを評価することが大切である．一般的に筋の緊張・短縮・関節包の制限といくつかの要素が混在していることが多いので，評価時にはend feelを確認しながら，joint play（関節の遊び）を確認しながら進めていく．

1．コラーゲン線維の影響

整形外科疾患では，骨折部の痛みとそれに対する不安が生じているため，痛みの理由を説明し自主訓練を行いやすくするなどの配慮も大切である．前腕から手関節に存在する筋は腱の部分が多く，コラーゲン線維が多いことも

特徴的である．術後における長期間の不動および筋収縮による筋滑走が生じない状態が続くと，筋隣接部の滑走を円滑にするためのコラーゲン線維の循環が悪くなり，進行すると筋膜同士の癒着にまで至るケースもある．そのため，筋収縮時に痛みが鋭く感じられやすいことが少なくない．このとき，対象者の緊張によっても伸張感が変化するため，ゆっくりとリラックスしてもらうことが重要である．

手関節はコラーゲン線維の割合が多いという理由から，少しの力の変化や方向で痛みを生じやすい．痛みは防御性収縮を生じさせ，それによる筋の緊張によっても ROM 制限を引き起こす．継続的な痛みの存在は，日常生活上でも不安要素として身体自体に記憶されやすい．結果，筋の協調性が減少してきたり，反射性交感神経性ジストロフィー（Reflex Sympathetic Dystrophy：RSD）が引き起こされてしまう可能性について，作業療法士は十分に理解しておかなければならない．

2．主観的情報の重要性

また，前項の「肘関節」の内容でも記したが，客観的情報である end feel についても留意する必要がある．ROM 運動を行う際には，作業療法士の判断材料として対象者からの主観的情報を聴取することも大切である．たとえば，ROM 運動中に，「突っ張る感じ」「引っ張られる感じ」と訴える場合は，筋の伸張痛であることが多い．また，「硬い感じ」「つまる感じ」など，痛みより硬さの感覚が強くなったら関節包が制限されていることが多い．この場合，離開から始め，離開時の joint play が改善してきた段階で関節のすべり運動に治療を移行するなどの指標となる．

また，整形外科疾患では ROM 運動を 1 日に分散させて，運動機会の頻度を増やして実施することも多い．ROM が制限されている状態で長時間使うと，代償動作でほかの関節周囲筋のストレスが大きくなり，代償動作が習慣化してしまうなどの 2 次的な問題が引き起こされることも多い．そのため，低負荷の運動を高頻度で実施する必要があり，自主訓練の提示を行うケースも少なくない．自主訓練の指導に際しては，見た目の関節可動角度の提示と合わせて，これらの主観的情報である「内観」を作業療法士が提示し，自己管理できるようにしていくことが作業療法士の仕事となる．

治療展開上，対象者からの訴えはさまざまな場面で重要な情報となる．さらに機能改善として最も大切なことは，日常生活で少しずつ使っていくことであるため，セラピストは普段の会話の中でも注意を払いながらかかわることが必要である．

このように，ROM 制限の原因を細やかに評価することで，適応や禁忌につ

いて理解でき，適切な治療へと展開できる．

まとめ

　今回，手関節のROM治療について述べた．ROM制限について数値による評価はもちろんだが，その原因と問題についてしっかりと評価することも重要である．それらは今後の治療方針の判断材料になり，適切なアプローチを展開できるかを左右する．運動連鎖の中で，ほかの関節・筋・靱帯とどのように相互関係をもちながら影響を受けているのか？　また，それが活動レベルでどのように影響するか？　を考えながらROMにアプローチすることが基本であるし，私たち作業療法士にとって大切な視点となると考える．

文献

1) 矢﨑　潔：手の関節の動き・運動の理解．メディカルプレス，2005
2) Calais-Germain B（著），仲井光二（訳）：動きの解剖学Ⅰ．科学新聞社，1995
3) 山本伸一（編）：疾患別　作業療法における上肢機能アプローチ．三輪書店，2012
4) 山本伸一（編）：中枢神経系疾患に対する作業療法．三輪書店，2009
5) Sahrmann SA（著），竹井　仁，他（訳）：運動機能障害症候群のマネジメント―理学療法評価・MSBアプローチ・ADL指導．医歯薬出版，2005
6) 鵜飼建志：肘の可動域と制限因子，その対応について．*Sportsmedicine* **23**：9-14，2011
7) 特集/二関節筋―その意味とはたらき．*Sportsmedicine* **20**：5-20，2008

5. 手

高橋栄子, 広田真由美, 中島雅人

はじめに

1. 手の特性

　樹上生活から地上生活へと生活環境を変えたヒトは, 二足直立歩行と言語機能と関連しながら, 手の形とその機能を変化させてきた. ヒトの手は, 進化するにつれて, ① 長い指, ② 平爪, ③ 母指の対向, ④ 指球・掌球の発達, ⑤ 柔軟さといった形態を獲得し, そして, 手の運動の自由度を高め, その機能を分化させてきたとされている. 現在の私たちの手は, 同じく進化の過程で変化させてきた自由上肢（肩関節や前腕の自由度の拡大）の末端に位置し, 視知覚機能と密接な関係を保ちながら環境と対面し, 精巧な運動器官として, そして同時に鋭敏な知覚探索器官としての機能を際立たせている. それゆえ, 手は発達過程や日々の生活の中で, ① 力強く身体を支える, ② 接触により姿勢を安定させる, ③ 物を器用に把持し操作する, ④ 他者とコミュニケーションをはかる, ⑤ 感情や意思を表現するなど, 多岐にわたる役割を担っている.

　手が精巧な運動器官であると同時に鋭敏な知覚探索器官である特性は, 決して切り離しては考えられないが, おのおのの特性を理解するために, ここでは便宜上各側面からその特性を考えていきたい.

2. 運動器官としての手

　まず, 運動器官としての側面であるが, その最大の特性は, 形や大きさがさまざまに異なる対象物に手を柔軟に変形適合させ, 力強い操作からより繊細な操作を施す能力であろう. 手は, 解剖学的には27個の小骨からなり, それらが手根間関節, 各指の手根中手（CMC）関節, 中手指節間（MP）関節, 指節間（IP）関節を形成し, 外在筋と内在筋の作用により運動が調節されている. 手掌は物を収めるために凹型をとるが, 基本的に尺側は前腕尺骨との

関係の中で手の操作に向けて安定性を提供し，橈側は前腕橈骨との関係の中で手の操作にかかわる動的役割として機能している．手には，対象物に適合させるために，解剖学的には1つの縦アーチと近位・遠位の横アーチが存在し，機能的には対立アーチが存在している．それらのアーチは，基本的には第2指と第3指が，CMC関節部位で手の中央支柱として強固に結合されていることと，母指側と尺側のCMC関節，MP関節，IP関節の運動性の高さに依存している．特に母指のCMC関節は，ほかの指先との接触を可能にするために特有の鞍関節の形状を呈し，動的な対立アーチに貢献している．これらの柔軟な手の関節運動をなめらかに実行しているのが手の外在筋と内在筋の協調的な作用であるが，外在筋の起始は上腕の内・外側上顆や前腕にあり，多関節をまたいで指骨に付着している．そのため，手関節の部分で腱に移行し規則的に鞘に納められ，随所に存在する支帯や靱帯，線維索はその長い腱の走行を安定させ，向きを調節し関節運動の効率性を維持している．

　一方，内在筋である母指球筋，小指球筋，中手筋は，対象に応じた手の構えを柔軟に調節している．手の外在筋が優位に働くとMP関節の伸展とIP関節の屈曲を生じる"外在筋プラス"肢位が認められ，内在筋が優位に働くとMP関節の屈曲とIP関節の伸展が生じる"内在筋プラス"肢位が顕著に認められることからも，われわれの手がさまざまな対象物を精密に把持して操作するために，外在筋と内在筋が相互協調的に作用して手の構えを巧みに調節していることが理解できる．

3．知覚探索器官としての手

　次に，知覚探索器官としての側面であるが，最大の特性はその優れた識別性と能動性であろう．まず，識別能力であるが，皮膚表面の二点識別の検査からも，指尖や手掌が身体の中で非常に敏感な部分であることはよく知られている．しかし，その特性だけでは対象を繊細にとらえることは難しい．感覚系は身体のどの部位においても能動的ではあるが，手は非常に能動的性質が強い．図1に示すように，手は自由に対象に触れ，その①テクスチャー，②硬さ，③温度，④重さ，⑤容量，⑥正確な形を能動的に探索するアクティブ・タッチ，図2に示すように手でもった物を振ったりすることでその形や長さを探索するダイナミック・タッチといった複合的な知覚運動システムを備えている．これらが自律的に機能することで，皮膚をはじめ，関節や腱，筋などに存在する感覚受容器が興奮し，まとまったものとして統合され，対象物を繊細に識別している．その役割を果たすために，われわれの手の皮膚は十分な柔軟性と粘弾性を備え，爪や指紋は，対象からの感覚を鮮明にし

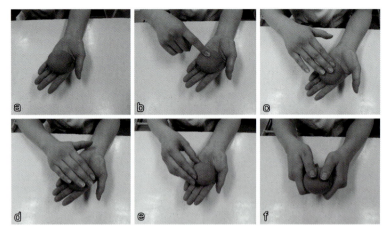

図1　アクティブ・タッチ
自由に対象を触ることによって生じる知覚系．a：もち上げて重さを探索，b：圧迫して硬さを探索，c：横方向に動かしてテクスチャーを探索，d：静止接触して温度を探索，e：輪郭をなぞって全体的な形と正確な形を探索，f：包み込んで全体的な形と容量を探索

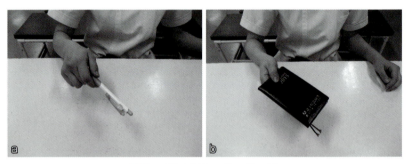

図2　ダイナミック・タッチ
物をもって振ったりすることでその長さや形を知っていく．a：ペンを振ることでその長さと形を探索，b：手帳を振ることでその形や大きさを探索

その取り扱いを確実にすることに役立てられている．

　手に存在している実行部隊がほかの身体部位や神経系と巧みに連携することで，視覚的に確認した対象に対して予測的に，そして絶え間ない探索と修正を繰り返し，環境適応している．

　以上の特性を踏まえると手は，身体の中での比率としては決して大きな部分とはいえないが，手のROM制限が多くの機能に影響を及ぼしてしまうことは想像に難くないであろう．

　片麻痺者の手には，発症後再獲得した重力環境下での姿勢制御の代償のあり方が反映されている．そのため，中枢部となる体幹や肩周囲の緊張の不均衡の問題は末梢にあたる手にまで及ぶ．また末梢にあたる手の緊張の不均衡

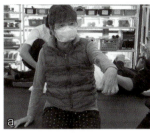
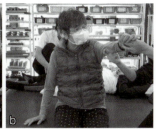
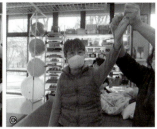

図3　末梢の変化は中枢に影響を与える
手の構えの変化は肩のプレーシングや可動域を変化させる.
a：末梢部である手の構えを考慮しない状態での肩関節の可動域，b：末梢部である手の構えを考慮した状態での肩関節の可動域，c：手のROM治療を施行した後の肩関節の可動域.
このように1部分のROMの改善は，全身の緊張に影響を与える（本章p62参照）

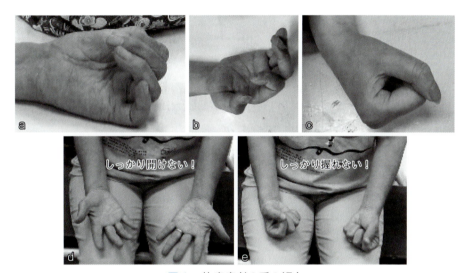

図4　片麻痺者の手の傾向
a〜c：さまざまな痙縮手．手関節は掌屈・橈側位，中手骨は内転位，手指は屈曲位に変位する傾向が多い
d〜e：随意性の高い右麻痺者の手の最大屈曲と最大伸展の状態．痙縮手では，十分に開くことだけではなく，十分に閉じることもできないことが理解できる

の問題は中枢部となる体幹や肩周囲の問題に影響を与えている．手のROM治療を試行していると，片麻痺者がまったく離れている身体部位に「ここまで引っ張られる」「ここまで響く」などとフィードバックされることが多い．図3-aは手の構えが十分につくり出せない段階で上肢の挙上を誘導したもので，図3-bはできる範囲で手の構えを安定期的に修正した後の上肢の挙上を比較したものである．手関節のROM治療により変化すると，図3-cのように上肢は全体的に軽く感じられ，中枢となる肩の可動域も拡大している．ROM治療の中で末梢となる手に変化が生じることで全身の姿勢筋緊張の変

化に及んでいることを理解しておくことが重要である.

 ## 痙縮手(痙性手)

1. 緊張の高い手の傾向

　筆者のかかわる機会が多い片麻痺者では，麻痺側の運動麻痺，感覚障害，痙縮，連合反応，浮腫，循環障害，肩手症候群による痛みなど，手のROM制限を引き起こす要因は非常に多い.

　その原因や経過に伴い，関節や筋群の変位，変形はさまざまだが，多くの手では，相対的に屈筋群・内転筋群をはじめ屈筋支帯や手掌腱膜の緊張亢進を伴う. そのため，手関節は掌屈方向に固定され，手根骨，中手骨，指骨は内転屈曲，橈側方向に変位しやすい. また，母指球筋群や小指球筋群，手内筋群は扁平化し，同時に皮膚や軟部組織，指腹も柔軟性を失うため，対象物に応じて皮膚の変形やゆがみをつくり出すことができなくなってしまう. 一見すると伸展・外転方向の運動制限が著明となるが，強い屈曲・内転の力は拮抗的に手背部にも影響を及ぼし，手に関連する支持機構すべてが過剰に連結してしまう. そして，固く握りしめられた手は，十分に開ききることも十分に閉じきることもできない状況におかれていることが多い. さらに，このような状況は姿勢保持や片手での努力的な操作を強いられている非麻痺側の手にも認められることも少なくない(図4-d, e).

2. 痙縮手(痙性手)の取り扱い方の基本

　片麻痺者の手のROM治療に先立ち，作業療法士としてのスキルを高めておくべき第一の課題は痙縮との付き合い方ではないだろうか. 痙縮とは，腱反射亢進を伴った緊張性伸張反射が速度依存的に増強する状態で痙縮の手に対して，不用意に一指を伸展し他指や手関節の屈筋群の緊張を高めてしまうことは誰もが体験する失敗と思われる. 片麻痺であればすべての部位に痙縮や連合反応が出現するが，その出現はさまざまな要因により変化する. 手を扱う場合は，ほとんどが「安定性」の提供の有無が治療の成否に影響を及ぼしている. 図5は，痙縮手をどのように安定させて，テーブル上にあわせていくかを示したものである. 具体的な介入は図5に示すが，痙縮手を短時間に適切に取り扱えることは，ROM治療の成果に大きく反映される.

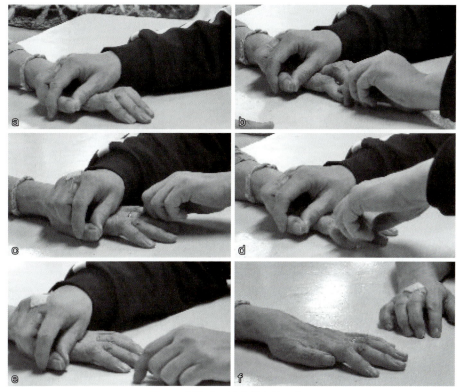

図5　痙縮手の基本的な取り扱い

a：痙縮手では痙縮のシフトが頻繁に認められるため，作業療法士の片手は中枢の安定を必ず補償する．
b：先に母指を他指より分離させ可能な範囲で伸展・外転位に保持し，指1本ずつの隙間に作業療法士の手をねじ込ませて，しごくようにしながら伸展方向に引出しテーブル上にフィットさせていく．
c：尺側の2本の指が比較的伸展の誘導が行いやすい場合が多い．
d〜e：これを丁寧に各指に施し数回繰り返すことで痙縮手が落ち着いてくる．
f：最終的にはテーブル上にフィットし手全体でテーブルを知覚することができてくる

3．痙縮手に対する治療的介入ポイント

　痙縮手では，各方面からの拮抗的な抵抗が強く，最初からスムーズな関節運動を誘導することが難しい場合が多い．安定した肢位の選択にしても，関節運動の誘導にしても，どの方向からどんな抵抗が感じとれるのか十分に評価し，その相互関係を考慮しながら行っていくことが基本となる．以下，痙縮手に対するROM治療の展開を紹介する．

1）安定した肢位を確保する

　片麻痺は姿勢制御の問題を抱えるため，より中枢部のアライメントに注意を向ける必要があるが，少なくとも手の外在筋の起始部である上腕骨と前腕

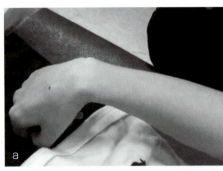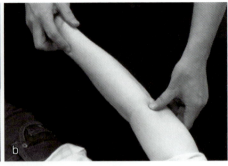

図6　開始肢位
a：臥位でのポジショニング前．肘が肩より下方に位置していると上腕骨骨頭の前方突出が助長され上腕部が安定しない⇒前腕部以遠の緊張が軽減されにくい，b：臥位でのポジショニング後．枕を肩周囲から手指まで挿入して上肢全体の重みを取り除き，肩，肘，手関節のアライメントを中間位に修正していく⇒肩内旋～前腕回内位が最も安定した肢位

のアライメントを中間位に確保することが求められる（中間位とは，拮抗的な関係が解放され，運動の自由度を確保しやすい余裕のある肢位を指す）．ここで取り上げている手の多くは，前腕回外方向への可動性に乏しいため，安定した開始肢位は必然的に前腕回内位となる．このときの治療姿勢は特に問わないが，対象者が安楽で手の緊張が最も軽減する姿勢の選択が望ましい（図6）．

2）皮膚・筋膜を考慮する

　手の運動性確保と同時に手の機械受容器が活性化されるためにも，皮膚の粘弾性を取り戻し，変形しやすい皮膚を再獲得することは必須となる．図7は，手の皮膚や筋膜の特性と連結をあらわしている．この図7を基準に調べていくと，指背腱膜は総指伸筋，虫様筋，骨間筋の腱を取り込んでおり，深横中手靱帯は背側骨間筋，虫様筋の筋膜と接しているとされている．身体はすべて連結しているといわれているが，より具体的な連結状況がイメージでき，手の皮膚や筋膜からの介入が手全体の緊張緩和に十分貢献していることが理解できる．皮膚や筋膜を考慮した場合は，もともと可動性に富む構造である手背部や手側面部からの接触が，より早く可動性を拡大するきっかけをつくり出してくれる（しかし，手背の皮膚が薄く，もろい高齢者の場合には注意が必要となる）．

3）外在筋，支帯，内在筋の相互関係を考慮する

　図8は手関節の運動に関連している外在筋，支帯，内在筋の起始停止を記載したものである．手関節の運動に関連している6つの外在筋の停止部，屈筋支帯，伸筋支帯の起始部と停止部は，母指球筋群と小指球筋群の起始部となっている．最も端的なものは尺側手根屈筋と小指外転筋が豆状骨を介し連

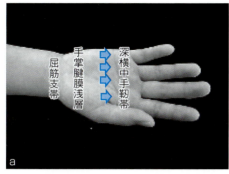
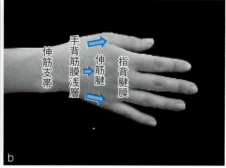

a：手掌腱膜深層は掌側・背側骨間筋の掌側面を被う
・手掌腱膜浅層は，第2〜第5指の基部に至り，一部は皮膚につき，ほかは指屈筋の両側を通って深横中手靱帯へと連結する
・深層は掌側・背側骨間筋の掌側面を被う

b：手背筋膜深層は背側骨間筋を被う
・手背筋膜浅層は，伸筋腱を被い，近位では伸筋支帯，両側では母指と第5指の中手骨，遠位では指背腱膜の基部に付着する
・手背筋膜深層は背側骨間筋を被う

図7　手の皮膚と筋膜の特性
手背：薄く可動性に富むが遠位に行くほどに可動性は乏しい
手掌両側部：やや薄く可動性を維持している
手掌中央部：長掌筋と手掌腱膜，皮膚が非常に固く結合している

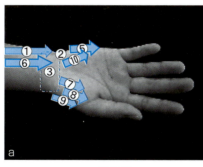
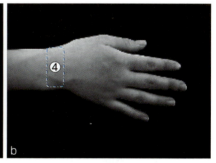

a：手掌部　　　　　　　　　　b：手背部
図8　外在筋，内在筋，支帯の相互関係
手に関連する外在筋や内在筋，支帯の起始部と停止部は相互に関連しあっている．たとえば，手根骨の豆状骨（②）は外在筋である尺側手根屈筋（①）や伸筋支帯（④）の停止部の一部であり，同時に屈筋支帯（③）や小指外転筋（⑤）の付着部の一部となっている．また屈筋支帯（③）は，長掌筋（⑥）の停止部の一部であり，短母指屈筋（⑦），短母指外転筋（⑧），母指対立筋（⑨），小指対立筋（⑩）の起始部の一部になっている．

結している部分であるが，ほかの筋や支帯も同様の状況におかれている．つまり，手関節に関連している皮膚，筋膜，支帯，外在筋群の相互関係を考慮したかかわりは，手掌部の短縮の問題解決にそのまま直結してくる．
　以上のことを考慮して筆者は，図9のように対象者の手を把持した状態か

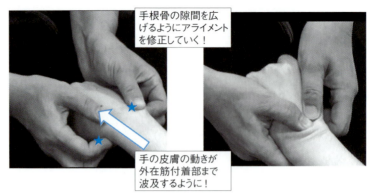

図9　手の皮膚・筋膜・支帯を緩める
a：手関節は手背，手掌両側が緩んだ中間位から開始する
b：作業療法士の一側手は尺骨茎状突起～豆状骨周囲，他側手は橈骨茎状突起～舟状骨，大菱形骨周囲に触れ皮膚レベルからの緩みを引き出していく（本来の皮膚の可動性を考慮し，掌屈とともに手背部の皮膚の粘弾性を引き出し，次いで尺屈，橈屈，背屈方向へと誘導を広げていく）
c：手関節の皮膚可動域が外在筋付着部の上腕部周辺まで波及したら，関節運動を優先した動きの誘導が可能となっていることが多い

らROM治療を誘導することが多い．その中で皮膚，筋膜，支帯などの支持組織，外在筋群の拮抗した抵抗感が軽減し，手根骨を明確にとらえられ，そのアライメントが修正される変化を触知したら，徐々に関節運動を強調し手の固有感覚系に働きかけていく段階を踏んでいる．

4）手関節の関節運動を誘導する

手関節は，効果器となる手を最適な位置にもっていく最終器官であり，前腕の回内外と連携することで手の角度をさまざまに向けている．手関節は，屈曲・伸展・橈側変位，尺側変位の4つの運動を行うが，その組み合わせは，有頭骨を中心とした円錐状の運動を基盤にしている．手関節の運動の多くは橈側手根関節と手指中央関節が担っているが，下橈尺関節による尺骨の前後への動きや手根間関節のすべり現象は，手関節の最終可動域を拡大し，力の分散と運動のなめらかさを保障している．手関節の運動はこのように複合的なため，単に屈曲と伸展を反復していても全体の緩みを引き出すことができる身体部位である．ここでは，有頭骨を中心に抵抗の少ない方向を探索し誘導している（図10）．

5）手掌空間を広げる＝アーチの再構築

痙縮手においては，まず中手骨の内転傾向を修正し手掌空間を広げて，本来の横アーチを再構築することが必要となる．手の横アーチは，物の形にあわせた把持と制御のために存在し，特に母指では，手掌上の物体の周りを一

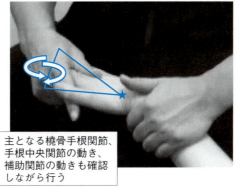

主となる橈骨手根関節，
手根中央関節の動き，
補助関節の動きも確認
しながら行う

図10　手関節の関節運動
作業療法士の一側手で，母指外転位，手指
伸展位，他側は母指に関連する外在筋を触
診する．手関節周囲の自由度が得られたら
有頭骨を中心に円錐状の関節運動を行う

周することができるほどの対立運動を備えている．CMC関節は手の近位横アーチに相当する部分で，第2〜3指は強固に結合されているが，母指，第4〜5指は可動性に富む．MP関節は，手の遠位横アーチに相当する部分で近位横アーチに比べると可動性を重視しており，かなりの回旋と副運動が可能でその可動範囲は尺側にいくほど大きくなっている．

　手の内在筋である母指球筋，小指球筋，中手筋は，手の凹みを深め，母指と他指との接触の繊細な調節に関与している．4つの母指球は物をつかむために，母指をさまざまな対立位に位置させ，4つの小指球筋は，手の尺側縁のカップリングにより小指球隆起を高め，遠位アーチを深くする役割をもつ．中手筋はより正確な指の運動や把握の形態に関与している．手掌への介入では，もともと可動性に富む母指と第4〜5指のCMC関節，MP関節に着目し可動域拡大に努めている．図11は手背からのCMC関節への介入であるが，中手骨を外側方向に押し広げながら手の横アーチを形成するように努めている．図12はMP関節の直接的な関節運動であるが，球関節である構造を生かし回旋要素を強調した誘導を行っている．先ほどまでの流れから，母指と他4指を分離させた中で行っている（IP関節を含めて手指全体に行うこともある）．なお，MP関節の周囲に位置する深横中手靱帯や指背腱膜は中手筋群と連結しているので，MP関節への介入は同時に中手筋群の粘弾性拡大の機会となっている．

6）PIP関節，DIP関節に介入する

　IP関節は，母指のみ例外でほかの4指は2つあり，屈伸の動きで繊細に指の長さを調節している．近位指節間関節（PIP関節）のほうがわずかに可動

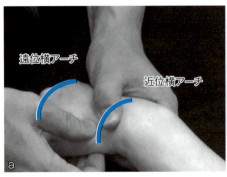
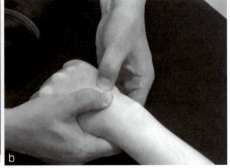

図 11　手掌横アーチの再構築
a：運動性の高い母指と小指の CMC 関節の回旋運動を行い手掌方向へのアーチを広げ，手背を広げていく
b：徐々に MP 関節付近へと手の位置を変え，母指と小指の対立位がとれるように広げていく．必要に応じて母指球筋，小指球筋の可動性，中手骨間の間を広げていく

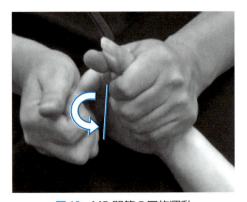

図 12　MP 関節の回旋運動
セラピストの一側手で母指球筋を包み込み外転位に保持し，他側で IP 関節を伸展位にして第 2〜3 指の MP 関節に回旋運動を取り入れる

性に富み，第 4〜5 指の DIP 関節は回旋要素を伴い，母指との接触が保障されている．その調節に向けて，MP 関節以降には，長い腱の走行を安定させ，向きを調節したり，手の短い筋と協調して指の 3 つの関節の運動を支える靱帯や腱索，腱線維などが多数存在し複雑に交差し関連しあっている．その特性を考慮して，指の ROM 治療では手指骨を触知するようにその側面周囲や指腹をもみほぐすような介入を行っていくことが多い（図 13）．

7）対象把持・操作の体験

ROM 治療にて可動性が得られた手には，多くの潜在的能力が認められる．ここでは，手掌全体が余裕をもってフィットし皮膚にゆがみが認められる物

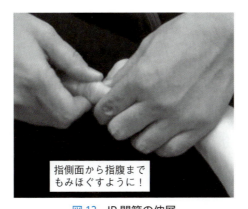

図 13　IP 関節の伸展
作業療法士の一側手で基節骨を安定させ，他側手は母指屈筋の停止部周囲の側面の可動性を拡大する

指側面から指腹までもみほぐすように！

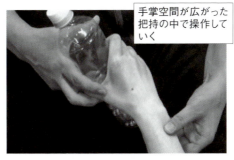

手掌空間が広がった把持の中で操作していく

図 14　対象の把持と操作
・手のアーチの十分な形成，外在筋，内在筋の協調関係の確立を促す
・可動域の広がった手は随意性を発揮しやすいので，段階的な握りとリリースの体験を積み重ねる
・自分の手としての知覚体験を確実にする

品を選択し，中枢との整合性を維持した中で，尺側の安定性と橈側の運動性，選択的な屈曲，リリースの調節など，いわゆる物品を使用した対象把持操作能の活動を通し，より ROM の改善につなげていくことが自分の手としての知覚を促進してくれる（図 14）．これら一連の ROM 治療の結果が図 15 である．

4．痙縮手への ROM 治療介入時の留意点

　　痙縮手に対するかかわりは，その繊細な特性ゆえに難しさを伴う．痛みを

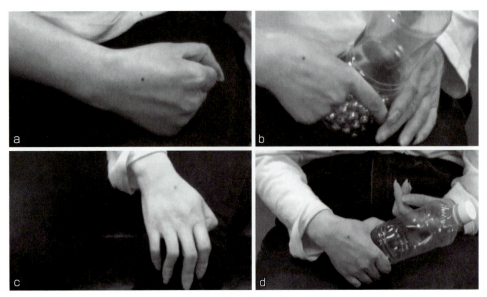

図15　治療前後の比較
a，b：治療介入前
・手関節，手指ともに緊張が高くゆるみにくい感じ
・なんとか母指と示指にペットボトルをねじこませることができる
c，d：治療介入後
・ROM の拡大，皮膚のゆとりなどが確認できる
・手全体でのペットボトルの把持が可能となる

誘発しない，無理なストレッチは行わないことはもちろんであるが，① 作業療法士は，"動きの制限を探索する"のではなく"変化を引き出しやすい方向を探索する"ことをテーマに，緩みやすい方向を探索し誘導していく，② 一部の運動性に先駆けて，中枢部に確実な安定性を提供する，③ どのように硬く変形した手や経過が長い手であっても，手の能動性と識別性を備えている器官として取り扱う（作業療法士が対象者の手に潜在性があるものとしてかかわる場合とその能力を期待しないでかかわる場合には大きな違いが生じる），④ 各関節における固有感覚の正常化をはかるように触知していく．⑤ 手は皮質脊髄路の関与が大きいため，視覚情報に伴い意識が過剰になりやすいことがあるので，視覚との統合のタイミングに留意する，などが挙げられる．

　片麻痺者の痙縮手に焦点を当て，その ROM 治療における具体的介入を紹介した．あくまでも臨床的視点からの一提案のため，成書で確認をとっていただき，より効果的な介入を実践していただければ幸いである．痙縮手は，随意性が残存していても ADL など機能的場面に参加させることが難しい．その難しさを理由に，早々に治療対象から除外されたり，後回しになることが一般的には少なくない．しかし，どのような手であっても環境と対面でき

る構えや接触の自由度を取り戻すことは，手の使用にかぎらず，姿勢をはじめ機能的活動全般に好ましい効果をもたらしてくれる．さらに，作業療法士とのかかわりを通して，自己の身体感や運動の主体感が得られる体験は対象者に情動的な変化をもたらすのでないだろうか．

緊張が高く痙縮手など拘縮が進んだ手の改善には，多くの時間と労力が費やされる．かかわる作業療法士がより効果的な ROM 治療を実践し，その維持と管理の責任を担ってくれることを期待したい．

浮腫手

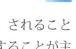

脳損傷者の浮腫は，筋肉の収縮が阻害（不使用あるいは不動）されることによって筋ポンプ作用が欠如し，静脈およびリンパ還流が低下することが主な原因とされている．特に，手の浮腫は拘縮を引き起こしやすく，上肢機能の回復の阻害因子となる．

1．浮腫手を起因とする拘縮

骨格筋の伸張性は，筋膜の主要構成成分であるコラーゲン線維の線維網（網目状）の配列変化によって生み出される．骨格筋が弛緩するとコラーゲン線維はさまざまな方向へ走行し，伸張の際には伸張方向にほぼ平行となる．

しかし，水・糖質・アミノ酸・ミネラル類などの組織間液が病的に増加した状態の浮腫では，筋膜のコラーゲンの増生から骨格筋は線維化を呈し，コラーゲン線維の配列変化が円滑に行われなくなる．つまり，浮腫が存在する時期に骨格筋の伸張性や柔軟性は低下し，拘縮が発生しやすい．また，浮腫が軽減されている時期には重度の拘縮を呈している場合が多いことから，浮腫が拘縮の発生初期段階に大きく影響を及ぼしていると考えられる．したがって，発症初期の段階から関節周囲軟部組織の伸張性や柔軟性を改善し，筋ポンプ作用の促進と可動域の確保をはかることが重要と考える．

2．浮腫手の解剖学的解釈

疎性結合組織で満たされている手背の皮下腔・伸筋腱下腔に浮腫が貯留すると，手背の皮膚および伸筋腱が緊張し，球関節である MP 関節は過伸展する．そのために指屈筋腱は緊張され，可動性に大きい PIP 関節は掌屈傾向をとり鉤爪様変形となる．

これらのことが起因となり，深部軟部組織（関節内・関節包・関節靱帯・筋・腱）には瘢痕癒着が起こり，① MP 関節伸展拘縮，② PIP 関節伸展・掌屈合併拘縮，③ 母指内転拘縮を呈してくる．そして，MP 関節伸展は総指伸筋・側副靱帯の持続的緊張をもたらし，虫様筋・骨間筋の弾力性の欠如，指背腱膜のバランス障害をきたす．また，深横中手靱帯の短縮，wing tendon と基節骨との癒着，掌副靱帯軟骨板の癒着瘢痕，浅・深指屈筋の瘢痕，母指内転筋の収縮にて中手骨間の可動性の低下が起こってくる[5]．

3．手の治療的介入ポイント

① 筋長，筋・骨のアライメント，皮膚・筋の粘弾性など，変位した上肢の構造をできるかぎり修正し，さまざまな対象物に適合する手の構造へと改善する．
② 手・上肢の活動に協応した姿勢コントロールおよび筋連結を再構築する．
③ ハンドリングでは，運動の方向・量・タイミング・スピードが予期しやすいように明確に伝え，対象者が作業療法士の誘導に追随できているかどうか確認しながら進める．
④ アクティビティや道具操作などを利用しながら，運動行動がイメージしやすい治療場面を設定し，対象者の表情や言動，持続性等の変化を確認する．

　ここでは，上記介入ポイントを基本としながら，浮腫手の機能的構造の再構築に着目した介入例（図 16）を紹介する．

1）手のアライメント修正

① 豆状骨を引き出すとともに前腕尺側および屈筋群の伸張をはかり，手

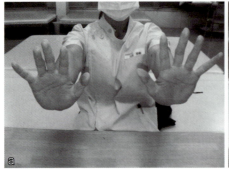 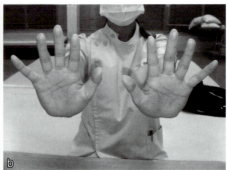

図 16　浮腫手の治療的介入
a：介入前，b：介入後

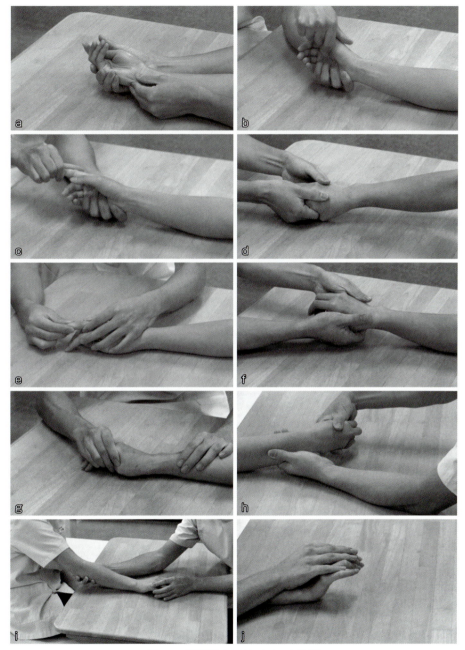

図17 浮腫手のアライメント修正

関節のアライメントを整える（図17-a）.
② 尺側の筋長を維持（安定）しながら小指球筋の膨らみを形成し，母指掌側面をゆっくりと伸張する（図17-b）.
③ b同様に，第2～4指の掌側面を伸張する（図17-c）.

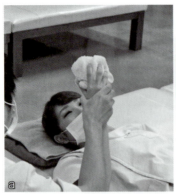
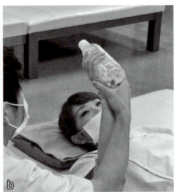
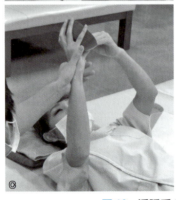

図18　浮腫手の知覚運動課題
a：手掌面に適合する情報：乾いたタオルを握る．
b：手掌面が適合しやすい情報：半分水の入ったペットボトルを傾ける．
c：手指の操作を誘発する情報：お椀をもって回す．

④ 手関節のアライメントを維持しながら（以下，同様），虫様筋・骨間筋に動きを入れ，第2～4指の中手骨間を広げる（図17-d）．
⑤ 各指の基節骨-中節骨（PIP関節），中節骨-末節骨（DIP関節）の両側面を軽く保持し，軽く伸張させながら左右および回旋方向に動きを入れ，関節包内運動を拡大する（図17-e）．
⑥ 母指球筋と小指球筋を保持しながら中手骨間を左右に広げる（図17-f）．
⑦ 手背からMP関節の屈曲を誘導し，横および縦アーチを形成する（図17-g）．
⑧ 手のアーチを維持しながら手関節に動きを入れる（図17-h）．
⑨ 平面上への指尖の接触（軽い圧刺激）を維持しながら手指～手関節～肘に動きを入れる（図17-i）．
⑩ 手背から手関節背屈，手指伸展・外転を誘導する（図17-j）．

2）手の知覚運動課題

手掌への対象知覚情報を3つに段階づけ，対象物に応じた手の探索活動を誘導する（図18）．

4．おわりに

私たちの手は，外部や内部環境からの感覚入力と，内部から外部への運動出力という2つの要因の相互作用をもちあわせ，さまざまな手の機能を可能としている．特に，知覚探索-操作器官として機能するためには，手が対象物に対して機能的な構造（構え）で接触し，能動的に探索活動を行えること，すなわち外部と直接的に情報交換する手の筋が，対象物の特性を的確にとらえるための可動性や柔軟性をもちあわせることが必要となる．

したがって，脳損傷者の手の浮腫軽減や拘縮予防を目的とした治療的介入では，マニュアル的に可動域訓練を施すことにとどまらず，対象物への接触，つまり感覚情報を手がかりとした知覚運動課題に着目してアプローチすることも重要である．手の非機能的構造のリ・アライメントをはかると同時に，感覚情報をとらえるための手の準備状態をつくり出すことに意識を向け，対象物に適合する機能的構造の再現を目指していきたい．

謝辞
今回の原稿をまとめるにあたりご協力をいただいた対象者の皆様に，深く感謝の気持ちを表したい．

文献

1) Muscolino JE（著），丸山仁司（監修），藤田真樹子（訳）：筋骨格系の触診マニュアル．産調出版，2011
2) Kapandji AI（著），塩田悦仁（訳）：カラー版カパンジー機能解剖学I 上肢 原著第6版．医歯薬出版，2011
3) 柏木正好：柏塾ノート．柏塾，2010
4) Henderson A, 他（著），園田 徹, 他（監訳）：子どもの手の機能と発達―治療的介入の基礎．医歯薬出版，2010
5) Schunke M, 他（著），坂井建雄, 他（監訳）：プロメテウス解剖アトラス解剖学総論/運動器系．医学書院，2007
6) 矢﨑 潔：手の関節の動き・運動の理解．メディカルプレス，2005
7) Neumann DA（著），嶋田智明, 他（監訳）：筋骨格筋のキネシオロジー．医歯薬出版，2005
8) Clay JH, 他（著），大谷素明（監訳）：クリニカルマッサージ―ひと目でわかる筋解剖と触診・治療の基本テクニック．医道の日本社，2004
9) 河上敬介，他：骨格筋の形と触察法．大峰閣，2002
10) 森 於菟, 他：分担 解剖学 解剖学1―総説・骨学・靱帯学・筋学 第11版．金原出版，1982
11) トーマス・W・マイヤース，板場秀行, 他（訳）：アナトミー・トレイン―徒手運動療法のた

めの筋筋膜経線 第2版. 医学書院, 2012
12) 磯野弘司：これだけは知っておきたい！ 解剖・運動学にもとづいた ROM 治療―肩関節. OT ジャーナル **46**：1641-1648, 2012
13) 門脇達也：これだけは知っておきたい！ 解剖・運動学にもとづいた ROM 治療―肘・手関節. OT ジャーナル **47**：50-57, 2013
14) 高橋栄子：これだけは知っておきたい！ 解剖・運動学にもとづいた ROM 治療―手①-緊張の高い手に対するアプローチ. OT ジャーナル **47**：171-177, 2013
15) 廣田真由美：これだけは知っておきたい！ 解剖・運動学にもとづいた ROM 治療―浮腫手（弛緩手）. OT ジャーナル **47**：268-273, 2013
16) 山本伸一, 他：上肢機能へのアプローチにあたって. 山本伸一（編）：疾患別 作業療法における上肢機能アプローチ. 三輪書店, pp7-18, 2012
17) 文部科学省：平成23年度体力・運動能力調査.
18) 北田 亮：アクティブタッチ―能動的触覚. 松村道一, 他：脳百話―動きの仕組みを解き明かす. 市村出版, pp110-111, 2003
19) Bobath B（著）, 紀伊克昌（訳）：片麻痺の評価と治療. 医歯薬出版, pp172-173, 1997
20) 小形洋悦：浮腫の運動療法. 理学療法 **4**：786-792, 1997

6. 体幹（骨盤周辺）

三瀬和彦

はじめに

　ヒトの特徴は，重力に対し，直立に脊柱を定位させ，俊敏で自由度のある頭頸部の回旋運動や上肢操作などを可能にしていることである．また，さまざまな姿勢でも頭頸部・四肢・体幹・骨盤帯の密な連結性に基づき，重力下での選択的な運動を可能にしている．

　発達の過程において，新生児は臥位姿勢の中で，泣くという活動で横隔膜・腹横筋・多裂筋を活性化し，頭部の運動にて脊柱の運動性の向上をはかり，頸椎が安定すると頭部の低位から脊柱の中心軸の確立へ至る．また，反射やパターン化された上下肢の運動にて体幹機能の活性化および連結を獲得し，寝返り・起き上がり・座位活動といった抗重力活動へ展開し，上下肢の自由度・巧緻性の獲得へとつながっていく．このような重力下における運動経験により，体幹はヒトの運動・活動の中心となり，常に身体各部との協調関係をつくり出している重要な部位であることがわかる．

　作業療法実践におけるさまざまな活動において，環境要素や使用道具の要素も含め，状況にあわせた連続的な姿勢変換と上肢操作は常に求められる部分である．

　今回は，作業療法を実践していくうえで，体幹部に存在する細かな各関節について詳細には触れることはできないものの，体幹部の役割をとらえ，その構造や機能の整理をし，それらに必要とされる関節運動の着眼点について，具体的な臨床場面への介入のポイントを提示していきたい．

体幹の構造

1．体幹の構造的特徴と機能

1）生得的構造

　骨格は，体軸骨格と附属骨格に分けられ，体軸骨格は頭蓋，脊柱，肋骨，胸骨からなり，附属骨格は鎖骨，肩甲骨，骨盤からなっている．体幹は，大まかに頭部・四肢を除いた胴体ととらえられていることが多く，多くの骨，筋，関節などが複雑に関係しあい，体幹機能の礎を築いている．特に脊柱は，頸椎，胸椎，腰椎，仙椎と分類され，3つの機能的弯曲が形成されている．頸椎前弯は頭部を体幹直上に安定的に乗せる役割を果たし，腰椎前弯は体幹を骨盤直上に安定的に乗せる役割をもち，後天的に形成されるヒト特有の弯曲である．胸椎後弯は胸郭内に臓器を収めるために内腔を大きくする役割を果たし，生得的構造といわれている[1]．

2）姿勢調整と運動調整

　体幹部は，ほぼ同型に形成されている椎体や肋骨といった骨格の集合体として1つの物体としてとらえることができ，椎体関節，胸肋関節，肋椎関節といった関節が狭い領域の中で多く存在していることも特徴の1つであろう．それらは，動的な安定性を保証しながらも，頭部・四肢などを積極的に使用していくための運動性を的確に，かつ繊細に適応させていくための分節的な関節運動要素としても考えられる．また，比較的重心を高く位置させ，頭部を常に空間で安定させることを求められるヒトの姿勢調整においても，支持基底面からの中間より上位にある脊柱や体幹の細やかな運動調整はとても重要な機能であり，そのために必要な構造ととらえることもできる．特に，歩行や立ち上がり時に求められる上半身の安定性として，頭部・体幹・上肢帯が1つのユニットとして機能し，上半身重心の安定と空間移動は非常に重要で，体幹が果たす役割は大きい．このようなことから，体幹の運動機能は精密であり，ROMや筋力といった要素的なとらえ方のみにならないことが重要である．体幹機能と姿勢は，切っても切り外せない部分であり，さまざまな姿勢変換時における動的な重心移動の制御に機能し，体幹部の数ある筋群による空間的・時間的な柔軟性に富んだ制御が必要とされている．

　構造的な要素として，体幹は，横隔膜より上部の上部体幹（胸腔）と下部の下部体幹に分けられ，それぞれ重要な役割を果たしている．

　胸腔は，心臓・肺といった臓器を胸郭にて内に収め，臓器の保護と呼吸運

動の役割を担っている．それらの部位は，脊椎により安定性が保障されている．また，制限された範囲ではあるが，多数の筋群が存在し，空間上での安定性を兼ねた細やかな姿勢調整も含めた三次元の運動が可能となっている．

腹腔は，強制呼気や四肢の積極的な使用時に支持性や安定性として機能する．最近では，コア（core）という表現を耳にする機会が増え，スポーツコンディショニングでのパフォーマンス向上の要因や効率的な姿勢運動の獲得に必要な要素として，コアの重要性が多く述べられてきている．コアとは，いわゆる体幹深層筋（インナーマッスル）といわれ，脊椎椎間にある単関節筋を含め，多裂筋，腹横筋横隔膜，骨盤底筋群から構成されるユニットを指し，四肢との連結部位にある二関節筋群なども含まれる．コアの機能として，それらの筋群が協調して働くことによって，脊椎の位置関係を整え，身体各部がより効率良く力を発揮できる状態を保つことができるといわれている．また，コア・スタビリティ（core stability）とも表現され，変位に対するコントロールする下部体幹筋群の共同活動であり，四肢の機能的使用と近位部の安定性を最適化するために機能しており，特徴として，それらは自律的であり，動作開始前から機能している．

上記に挙げた特徴をもとに，体幹機能としては，大きく3つの役割をもっているといわれている．1つ目としては，内臓を集合体として保護し，所定の位置に収めること．2つ目に，四肢のダイナミックな運動を可能にする姿勢の維持（支持）や体幹自体を方向づける動きを制御すること，3つ目に，脊椎可動性を制御し身体の定位をはかり，身体情報を神経を通して伝達することである．

加えて，体幹といわれる1つの胴体の中に対称的な骨格および筋群が配置されている．対称的な位置関係を抗重力の中で形成していることによって，それぞれの筋群が中間的状態を保ち，運動・動作にあわせた姿勢運動反応を協調的に生み出し，機能的な非対称性姿勢となった場合でも適応できていると考えられる．それにより体幹自体も巧みに形状を変化させられる要素を提供している．例えば，野球打者のバットをもった構え，ファッションモデルなどの凛々しいポーズ，母親が子をおんぶしている姿勢や母乳をあげる際の抱き方，更衣動作時などそれぞれ四肢との関係の中で，その対象や表現にあわせた繊細な体幹の形状がつくり出されているのがわかる．

2．骨盤の構造的特徴と機能

1）骨盤帯による運動制御

ヒトの特徴である二足直立姿勢において，骨盤の果たす役割は大きい．重

力下における上半身の重心を受けとめ，かつ，動的な場面においても支持基底面と直接かかわりをもつ足部や下肢帯との連携は，骨盤の選択的な運動によって成り立っているといえる．つまり，上半身と下半身との双方向による運動制御を骨盤の傾斜活動で調整しているともいえる．歩行といった下肢の両側活動においては動的軸的調整要素も擁し，左右寛骨の微妙な回旋運動制御も兼ねあわせている．

また，座位においても骨盤は下肢帯と活動性と安定性を調整し，上半身の動的・巧緻的な運動に土台としても重要な役割を果たしている．また，起居動作や立ち上がり動作時には，骨盤の運動により，運動方向が明確化され，動的な場面での下部体幹の活性化や下肢帯の連結性を保ち，追従した身体反応を導き出してくれる．

2）腰椎骨盤安定性コントロール

身体の中心的位置に存在する骨盤は限られた関節運動範囲（傾斜・回旋運動）の中で，より選択的に制御され，運動方向・強度・タイミングなどを伝播し，上下間・左右間，さらに回旋の要素を含めた身体全体の制御を担っている重要な部位の１つととらえることができる．

それらの機能的活動の重要なシステムの１つとして腰椎骨盤安定性コントロールが挙げられる．このシステムの構造的な特徴として，体幹筋をローカル筋システム（深層筋）とグローバル筋システム（浅層筋）に分類している．ローカル筋システムは，深層筋と起始か停止が腰椎にある筋の深部からなり，脊柱分節の剛性および椎体関係，そして腰椎分節の姿勢を機能コントロールする．これらは安定性に対しては不可欠な要素となるものの，脊柱の方向性のコントロールに対しては効率が悪い．グローバル筋システムは椎骨に直接付着せず，多分節を横断する表在に位置する大きな体幹筋である．これらの筋は，脊柱運動のトルクを発生する筋であり，張り網のように作用し，脊柱の方向性をコントロールし，体幹に加わる外的不可としてバランスをとり，胸郭から骨盤に負荷を伝達する[2]．これらのシステムが連動して，体幹・骨盤体の機能的活動が保障されている．

3．胸椎の構造的特徴と機能

胸椎は，脊柱の中で最長の分節体であり，ヒトの特徴である直立二足での活動において，胸椎の果たす機能は非常に重要な要素となる．胸椎は３種類に分類され，上位（第１～４）胸椎は，下位頸椎と類似した構造をもち，中位（第４～９もしくは10）胸椎は典型的な胸椎の構造をもち，下位（最下２～３）

は上位腰椎の構造を有している．胸椎の椎体は前方よりも後方が厚い形状となり，胸椎の生理的な後弯の要因となり，大きな負荷がかかる構造となっている．胸椎の分節運動の特徴として，他椎と比し，屈曲・伸展の運動範囲が少ないことと軸回旋運動の範囲が広いことが挙げられる．胸椎は関節構造上，屈曲範囲の制限があるものの，これまでの特徴で述べたように屈曲位に陥ってしまうことが多い．そのため，ヒトが直立二足での活動を主としている関係上，肩甲帯や頭頸部の運動自由度の制限や効率的な姿勢調整に影響を与えてしまう要因となる．特に胸椎の少ない伸展運動は重要で，肩甲骨の安定した位置や体幹の回線運動に大きく寄与している．

4．肋骨の構造的特徴と機能

　胸椎・胸骨・肋骨などで形成される胸郭は，内臓を保護するための硬さと呼吸に関与するための柔軟さ，脊柱の運動を要している．胸郭の構造的機能として，胸椎を支持するという頭頸部や肩甲帯などの運動の基盤となる役割をもちあわせる必要がある．その中で，内臓の保護をしつつ，上半身の柔軟な運動の一助となっている骨の1つが肋骨として挙げられる．肋骨は，胸骨と直接結合している真肋（7対より上位），第7肋の肋軟骨と接合している仮肋（第8〜10肋），下位2対である浮遊肋で構成されている．第2〜9肋骨は典型的肋骨とされ，肋骨頭ではその上下に関節があり，椎体にある半分の関節面と関節を形成している．肋骨頭関節および肋横突関節にて胸椎と肋骨の関節が形成され，滑走・平面関節として肋骨の回転運動を可能にしている．

　肋骨はすべり運動を生む滑膜性関節によって椎骨に付着し，下位2対以外の肋骨は肋軟骨および胸骨によって反対側の肋骨と間接的に付着している．一対の肋骨は閉鎖運動連鎖を形成し，呼吸運動に伴い，胸椎に連動した挙上と下制を行う．肋骨運動は，ポンプやバケツのハンドル運動に例えられるように一対の肋骨が閉鎖運動連鎖を可能にしている．ポンプハンドル運動は矢状面，バケツハンドル運動は前額面での運動を示し，運動軸は肋骨頸に近く，ポンプハンドル運動は，上位胸椎にて優位となっている報告がある．挙上と下制の角度においては，中位および下位よりも上位の可動性が大きいことがいわれている[3]．

　これまで述べてきたように，胸郭の運動においては，胸椎の屈曲・伸展は肋骨の挙上と下制を伴い，胸椎の屈曲は肋骨を近づけ，全胸椎の屈曲可動域の制限因子となり，胸椎の伸展は肋骨を引き離し，胸郭の拡張させる要因となる．側屈においても，肋骨の接近と引き離しによって可動域の制限因子となり，胸椎回旋も肋骨左右の肋骨の変位を伴って胸郭の形状変化をもたらす．

実技

体幹部におけるさまざまな骨関節構造は複雑でかつ巧妙な制御により、ヒトの活動・運動の基本となっていることは、前述した．ここでは、各関節に対する介入というよりも、これまで述べてきた各部位（脊柱・骨盤）の関節運動と機能性を考慮した中で、臥位・側臥位・座位・立位姿勢からなる必要な体幹機能をとらえながら、それらに最低限必要な体幹部（骨盤）の運動性に着目した介入を紹介したい．

1．臥位

1）脊柱の柔軟性と重力下コントロール（図1）

頭頸部から骨盤帯を安定させた中で、椎骨を分節的に1体ずつ抗重力方向に浮上させていくよう誘導していく．骨盤帯の安定を保障した中で頭頸部から運動を誘導することで脊柱の機能的弯曲を整え、脊柱を介した頭部と骨盤の連動したコントロールを促していく．また、腹腔内圧の高まりに伴うcoreの活性化により、体幹と頭頸部・四肢の連結性を高めていく（図1-a〜d）．従重力方向に向かう際にもcoreの働きを維持しながら椎骨を分節的に接地させていき、脊柱の柔軟性を引き出すよう誘導していく（図1-e〜g）．

2）骨盤から脊椎における各椎体間の体軸内回旋運動

足底を接地させ床面と作業療法士の胸郭で挟み込むように下腿を安定させた中で、大腿四頭筋の遠位方向への引き出しと骨盤帯の近位方向への押し上げにより、骨盤帯と下肢帯の遠心的な連結性を高めていく（図2-a）．足部・下腿の安定性と骨盤帯・下肢帯の遠心的な連結性を保持したまま、下肢帯に対して骨盤帯が寝返り方向に回旋していくよう誘導していく（図2-b）．骨盤帯の回旋運動による腹横筋の活性化に伴い、回旋運動の方向・タイミングが脊柱を介して上部胸郭に波及していくよう誘導していく（図2-c）．足部・下腿に対する骨盤帯の回旋運動の誘導が、脊柱を介して上部胸郭・肩甲骨・頭頸部まで波及していくことで、四肢に対する体幹の選択的な連動性が確認される（図2-d）．

6．体幹（骨盤周辺）

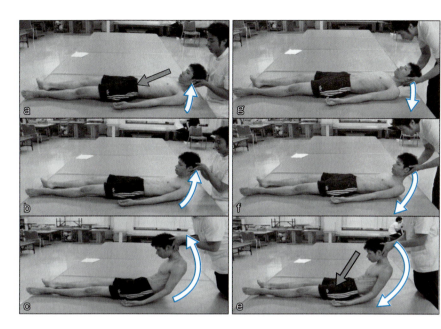

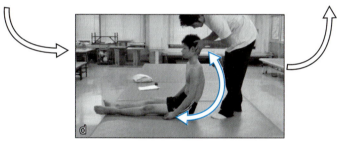

図 1　脊柱の柔軟性と重力下コントロール

矢印は筋活動の方向を示す．⇨ は運動の広がり，遠心性収縮，➡ 求心性収縮を示す．
a～d：起き上がりの際に頭部を支持し，頸椎から胸椎，そして腰椎にかけて分節的な脊柱間の運動を引き出し，脊柱起立筋群の遠心性収縮を促す．同時に腹部においては下部体幹筋群の求心性収縮を選択的に促していく．
d～g：寝ていく際には，起き上がりと逆に腰椎から頸椎にかけて，分節的に支持基底面に接地していくように下部体幹筋群の遠心性収縮を促していく．全体を通して，誘導の中で脊柱の 1 分節ずつ可動性を引き出していくイメージで運動方向と運動の広がりを提供していく．

2．側臥位

1）胸椎の伸展と肩甲帯の安定性と運動性の促通

　　左膝をベッド上につけ，骨盤を安定させる．作業療法士の大腿部にて，体幹部を安定させる．頭頸部はタオルなどで高さの調整をはかり，安定した側臥位にて実施した．左手掌はベッドに着き，上肢全体の安定性を確保した中で，上腕骨を外旋させながら，肩甲骨の内転・下制を誘導し，胸椎の伸展を

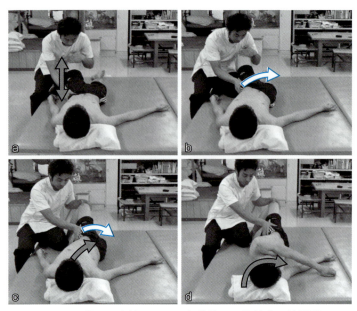

図2 骨盤から脊椎における各椎体間の体軸内回旋運動
a:足底面への荷重と股関節の伸展活動を通し,骨盤周囲筋群の活性化を図り,骨盤下肢間の伸展活動を促す,b:伸展活動を継続させながら,骨盤を回旋方向に誘導し,脊柱に回旋運動を波及させていく,c:腰椎から分節的に伸展活動の中で連続的な回旋運動を促す,d:回旋運動を胸椎まで波及させ,肩甲帯や上肢帯・頭部の選択的な回旋運動を提供する

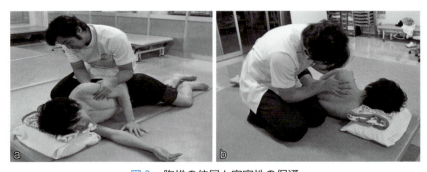

図3 胸椎の伸展と安定性の促通
a:肩甲骨の内転・下制の誘導,b:肩甲骨を胸郭へ添わせる

促す(図3-a).肩甲骨を胸郭上に添わせるように促し,胸郭上での安定性を提供する(図3-b).

2)肋骨の可動性の促通

　肋骨の形状に作業療法士の手を添わせ,下位肋骨より,呼吸にあわせた挙上と下制を促す.呼気時に両手で圧縮を加えながら挙上方向へ促し,吸気時

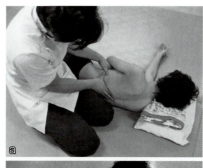
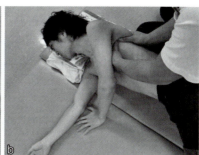
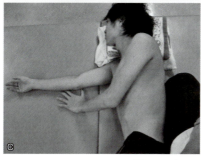

図4　肋骨の可動性の促通
a：下位肋骨の挙上と下制，b：段階的に上位肋骨へ，c：肋間の運動性が拡大し肩甲帯の安定化

は肋軟骨の弾性エネルギーなどを利用した下制を引き出していく（図 4-a）．段階的に上位肋骨に展開していく．特に中位肋骨部においては，広背筋を把持し，その影響を配慮した中で実施する（図 4-b）．

　結果，胸郭の形状は膨らみ，呼吸に応じた肋間の動きが明確になる．肩甲骨も胸郭上に安定した位置で定位することが可能となる（図 4-c）．

3）肩甲帯の協調性と分離性の促通

　作業療法士の脇で左上肢を挟み込んだ状態で肩甲帯の保持を調整する（図 5-a）．肩甲骨に対し，胸郭を前方へ転がすように誘導し，肩甲帯の内転を引き出し，分離運動を促す（図 5-b）．肩甲骨に対し，胸郭を後方へ転がすように誘導し，肩甲帯の外転を引き出し，前方後方への運動の中で，肩甲帯との協調した分離運動の拡大をはかる（図 5-c）．

4）肋骨の可動性拡大と上肢・体幹の伸展活動の促通

　上肢を伸展させた状態にて，肋骨の前方と後方（広背筋を背面へ引き出す）を手掌全体で把持する（図 6-a）．上肢・肩甲帯はその位置を保持させるように調整しながら，肋骨全体を無理なく骨盤方向に押し下げていく（図 6-b）．肋骨を押し下げた後，肋骨の挙上を誘導し，肋骨の柔軟性を引き出すとともに体幹側部にある筋の長さを引き出していく（図 6-c）．

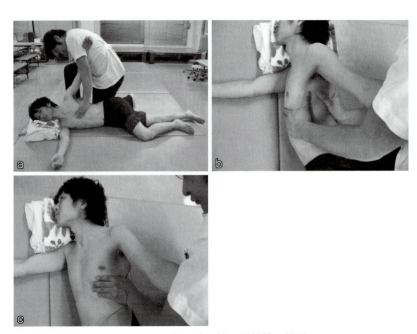

図5　肩甲帯の協調性と分離性の促通
a：肩甲帯の保持，b：胸郭の前方運動，肩甲帯の内転，c：胸郭の後方運動，肩甲帯の外転

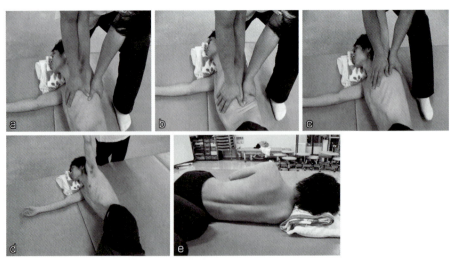

図6　肋骨の可動性拡大と上肢・体幹の伸展活動の促通
a：肋骨の前後を把持，b：肋骨を押し上げ，c：肋骨の挙上，d：肋骨の可動性・胸椎伸展が容易となる，e：肩甲骨の安定と胸椎の伸展保持が可能となる

　結果，上肢挙上時においても，肋骨の可動性や胸椎伸展が容易に引き出せるようになる（図6-d）．側臥位においても，肩甲骨は安定し，胸椎の伸展位で保持が可能となる（図6-e）．

6．体幹（骨盤周辺）

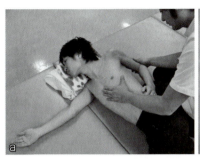
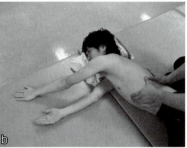

図7　上肢前方リーチに伴う胸椎伸展・回旋の促通
a：上腕骨の外旋と肩甲骨の下制内転を誘導し，胸椎の伸展（左回旋）を促す，b：胸椎の伸展を維持し，前方へのリーチに伴う肩甲帯の外転と胸椎の伸展（右回旋）を促す

5）上肢前方リーチに伴う胸椎伸展・回旋の促通

　前方の胸郭を安定させ，上腕骨から肩外旋・伸展を誘導し，肩甲骨の内転と胸椎の後方への回旋を促す（図7-a）．上肢前方へのリーチに追従するように胸椎の前方への回旋を促していく．上肢活動に必要な体幹（胸椎・肋骨）の3次元的な運動の中で連動性を提供する中で，体幹運動に伴う関節可動性の拡大をはかる（図7-b）．

3．座位

1）機能的骨盤前傾運動と体幹の伸展活動

　大腿四頭筋を遠位方向に引き出すことで下肢帯を安定させ，大腿・骨盤帯の活動性を基盤とした体幹伸展活動を構築していく（図8-a）．骨盤帯・下肢帯を基盤とした体幹の連動性により，大腿四頭筋からの骨盤帯前傾反応に応じた体幹の前方への運動が誘発される（図8-b）．下部胸郭・側胸部を把持し腹斜筋の収縮を促しながら，体幹伸展と骨盤帯中間位保持を促す（図8-c）．伸展を保持したまま体幹前傾を促すことで，体幹深層筋の活性化により骨盤帯の機能的前傾が認められる（図8-d）．図8-d同様に伸展を保持したままの体幹後傾に対しては，骨盤帯の機能的後傾が認められる（図8-e）．骨盤帯・下肢帯の活動性を基盤とした体幹の伸展活動により，座位姿勢の安定が構築される（図8-f）．

2）骨盤の選択的な傾斜運動

　両上肢を机上に安定させ，頭頸部・体幹の伸展活動を保持する．腹斜筋の収縮を促し体幹と骨盤帯の機能的連結を高めながら，骨盤帯の選択的な前後方向への傾斜を誘導していくことで，自律的なバランス制御に伴う多裂筋な

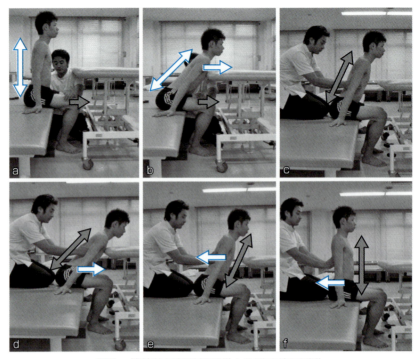

図8　機能的骨盤前傾運動と体幹の伸展活動
a：体幹伸展と構築する，b：骨盤帯前傾反応に応じた体幹の前方運動，c：体幹伸展・骨盤帯中間位保持を促す，d：体幹伸展のまま前傾を促す，e：d同様に伸展を保持したままの体幹後傾に対しては，骨盤帯の機能的後傾が認められる，f：骨盤帯・下肢帯の活動性を基盤とした体幹の伸展活動により，座位姿勢の安定が構築される

どの体幹深層筋の柔軟性と椎骨間の可動性を促していく（図9-a，b）．
　前後方向の傾斜と同様に両上肢を机上に安定させ体幹と骨盤帯の機能的連結を高めた中で，左右方向への骨盤帯の傾斜を誘導することで，腹横筋などの柔軟性と椎骨間の可動性を促していく（図9-c，d）．

4．立位

1）選択的な骨盤の運動（図10）

　立位で両上肢を机上に保持し，上半身の質量中心を安定させた中での骨盤帯の分節的な前後傾運動を促していく．腹腔内圧の高まりに伴う多裂筋などのcoreの活性化により，脊柱の分節的な運動を背景とした骨盤帯の選択的なコントロールが可能となる．

6．体幹（骨盤周辺）

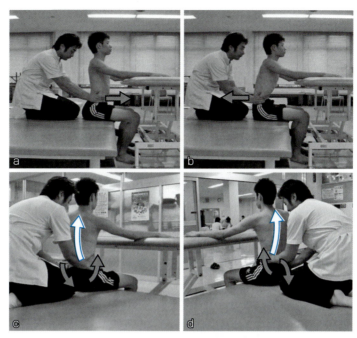

図9　骨盤の選択的な傾斜運動
a：腹腔内圧を高め，腹斜筋等の下部体幹筋群を活性化し，骨盤の前傾を促す，b：体幹の伸展活動を維持したまま骨盤を後継させ，下部体幹筋群のさらなる活性化を図る，c：骨盤を左傾斜させ，左体幹筋群の伸展活動を促す，d：骨盤を右傾斜させ，右体幹筋群の伸展活動を促す

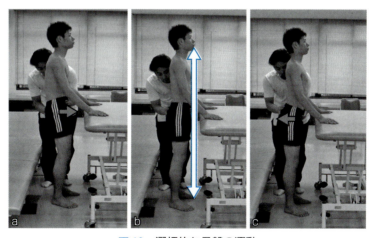

図10　選択的な骨盤の運動
a：骨盤帯後傾位，b：骨盤帯中間位，c：骨盤帯前傾位

2）骨盤からの回旋運動
　a．右側下肢支持での体幹の回旋運動
　　体幹の立ち直り反応を促すよう骨盤帯の右側傾斜を誘導し，全身的な伸展

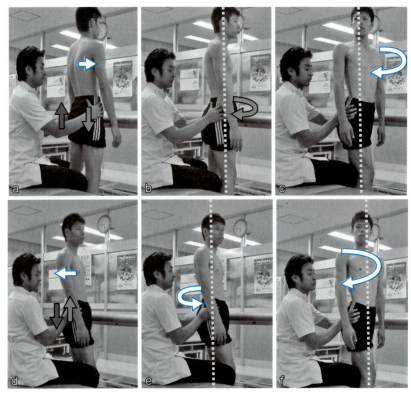

図 11 骨盤からの回旋運動
a：左下肢に重心移動し，左身体の伸展活動を促す，b：左下肢を軸に骨盤を右回旋させる，c：骨盤の回旋から体幹・頭頸部の連続的な伸展を促す，d：右下肢に重心移動し，右身体の伸展活動を促す，e：右下肢を軸に骨盤を右回旋させる，f：骨盤の回旋から体幹・頭頸部の連続的な伸展を促す．

活動を維持しながら右側下肢へ荷重していく（図 11-a）．右側下肢を軸にしながら骨盤帯の右回旋を誘導していく（図 11-b）．骨盤帯の回旋運動が脊柱を介して体幹に波及し，左上半身が前方突出するような右方向への体軸内回旋が生じる（図 11-c）．

b．左側下肢支持での体幹の回旋運動

体幹の立ち直り反応を促すよう骨盤帯の左側傾斜を誘導し，全身的な伸展活動を維持しながら左側下肢へ荷重していく（図 11-d）．左側下肢を軸にしながら骨盤帯の右回旋を誘導していく（図 11-e）．骨盤帯の回旋運動が脊柱を介して体幹に波及し，右上半身が後退するような右方向への体軸内回旋が生じる（図 11-f）．

3）座り込み動作に伴う体幹上肢の伸展活動の促通（図 12）

両上肢を机上に保持し上部体幹を安定させた立位から踵部への荷重と骨盤

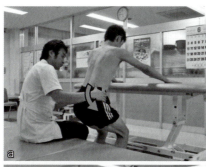
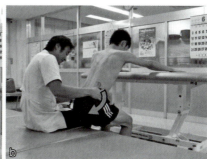
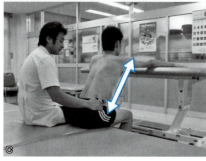

図12　座り込み
a：座り込みの開始（体幹伸展），b：骨盤帯の前傾，c：体幹伸展の構築

帯後傾位を誘導していく．大腿四頭筋の遠心性収縮に伴い，膝関節の屈曲反応が出現し，体幹の伸展活動を維持した中での従重力方向への座り込みが開始される（図12-a）．座面への殿部の接近に伴い，後方に殿部を突き出すよう骨盤帯を前傾位に切り替えていくことで，大腿部の筋活動は大腿二頭筋の遠心性収縮へと切り替わり，股関節屈曲による従重力方向への姿勢コントロールが促される（図12-b）．着座時には骨盤帯の選択的な前後傾によるcore・大腿四頭筋・大腿二頭筋の活動性が高められ，骨盤帯・下肢帯の活動に基づいた体幹の伸展活動が構築される（図12-c）．

臨床上での注意点

　体幹を考えた場合，主に脊柱の構造的理解と体幹に位置する複数の筋群の機能的役割を理解しておく必要がある．特に，脊柱にある関節運動は非常に繊細であり，各関節の連動した互いに影響しあう複雑な構成をもちあわせている．脊柱に触れる場合，さらなる関節構造上の理解とそれに伴う繊細な介入が要求される部分が多くある．今回は，胸椎について一部に触れているものの，ここで述べた内容のみでは十分とはいえず，頭頸部・頸椎・腰椎，上

肢帯・下肢帯との関係性を考慮する必要がある．

　特に注意が必要なこととして，肋骨は構造上，柔軟性を特徴としながらも閉鎖運動連鎖となり，介入による力加減により骨折のリスク（特に高齢者）が非常に高い部位であることは忘れてはならない．

　体幹にかかわる場合，他部位との連動した運動の中で，姿勢調整の機能的役割との関連づけて評価をし，それらを考慮した中で介入を試みていくことが重要であると考える．

まとめ

　今回，体幹・骨盤に対する介入について述べた．主にそれらの部位における機能的活動を基本としながら，運動学的側面を中心にし，実技場面を提示した．

　体幹・骨盤については多くの関節・筋が存在し，それぞれ細やかな関節運動がなされ，統合された中で，求められている身体活動に応じた繊細な調整を要する部位である．そのため，1つひとつの関節運動についても丁寧に分析・介入する必要が求められる場合もあり，当然不十分なことが多く，さらなる分析や介入を要することも多くある．

　作業療法実践場面や目標とする達成すべき活動においては，これらの部位の機能的活動や必要な運動要素を理解することも重要であり，上肢活動を多用した場面や生活活動や関連活動においても姿勢変換を多く用いる応用的な場面なことが多い．そのような中で，これまで述べた内容は，体幹・骨盤の機能面における分析となり，そして事前に介入すべき要素の1つとなるのではないかと考える．

文献

1) 藤原勝夫（編著）：姿勢制御の神経生理機構．杏林書院，pp9-15，2011
2) Richardson C, 他（著），齋藤昭彦（訳）：腰痛に対するモーターコントロールアプローチ—腰椎骨盤の安定性のための運動療法．医学書院，pp14-17，2008
3) 山崎 敦, 他（監訳）：オーチスのキネシオロジー—身体運動の力学と病態力学 原著第2版．ラウンドフラット，pp535-543，2012

第Ⅲ部
下肢の構造とROM治療

1. 股関節
2. 膝関節
3. 足関節

1. 股関節

長澤　明

股関節の構造

　股関節の機能は下肢と体幹を連結し体重を支え抗重力に姿勢を保つ「支持性」の役割と，移動をしたりスポーツをしたりあらゆる方向に下肢を空間に位置させることができる「自由性」の2つの大きな役割をもち，体幹や下肢の運動の方向性を決める．たとえば，両側下肢が協調的に働くことで対称的な立位姿勢や立ち座りが行える．また，歩行のように一脚が支持として働き，片脚が自由に動くことができダンスのようなスムーズな方向転換も行うことができる．

　股関節は骨盤に球状の関節面をもつ臼状関節であり，大腿骨頭は寛骨臼に完全に覆われていない（大腿骨頭の軟骨境界線は前上面を露出している）．これは四足獣から二足獣へ進化した過程で関節面に対する大腿骨頭の適合を犠牲にし，人間にとって自由な上肢活動や二足歩行など機能的有利性を獲得していった結果である．この不適合を寛骨臼唇，大腿骨頭靱帯（股関節の動きの調整）や腸骨大腿靱帯（股関節伸展・内転・外旋の調整），恥骨大腿靱帯（股関節外転の調整），坐骨大腿靱帯（股関節外転・内旋の調整），関節包などにより関節の安定性を保証している．

　二足直立時に体幹・上肢帯・頭頸部の重さを効率的に支持するため大腿骨頭と大腿骨骨幹部は斜めの構造となっており，大腿骨頸部の頸体角（成人で125°〜130°）および前捻角（成人で15°〜20°）により2つのタイプに分けられる（図1）．

　さらに，股関節の安定には筋活動が重要である．深層にある梨状筋・外閉鎖筋など，大転子部から起こり大腿骨頸部と平行して走るような筋は股関節を関節面に安定させる．頸体角があることで大腿骨頸部の長さをつくり，骨盤との側方（外転・内旋方向）の安定性にとって重要な小殿筋や中殿筋の効率的収縮を高めている．また，股関節内転筋である恥骨筋は腸腰筋と共働し大腿骨頭を内転・外旋方向に安定させる．伸筋群の大殿筋（上部線維）やハムストリングス（大腿二頭筋・半腱様筋・半膜様筋）は，骨盤の前後方向（特

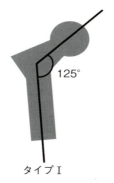
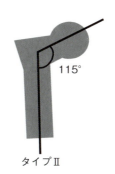

タイプⅠ
・頸体角 125°，前捻角 20° を示すタイプ
・スピードのある動きに適している
・骨盤を上方に押し上げるような力が働く

タイプⅡ
・頸体角 115°，前捻角 10° を示すタイプ
・外力に対し強く，壊れづらい構造
・可動範囲は小さくスピードのある動きに適さない
・その不利を筋力で補われている

図1　大腿骨頸部の頸体角

ヒトの大腿骨は骨盤から膝のほうへ内向きに傾いているため，膝が重心に近くなり，骨盤の真下に足部がくるのでバランスが保てる

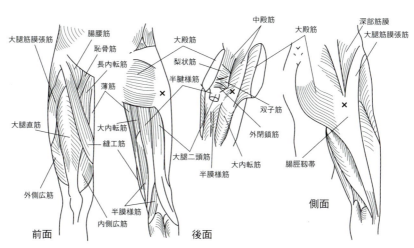

図2　股関節の筋群（右下肢）（×は大転子）

に股関節の伸展）への安定性に重要となっている．

　さらに，浅層にある股関節外転筋群（大殿筋と大腿筋膜張筋，腸脛靱帯）は，骨盤から脛骨外側顆の外側面に付着し，大転子部を覆うように股関節の側方安定筋として働く．内転筋群は立位姿勢で骨盤の支持に重要に働く（図2）．

　骨盤と股関節の関係で筋出力のバランスに影響があらわれる報告がある．姫野[1]の剛体バネモデル（Rigid Body Spring Model：RBSM）によれば，大殿筋

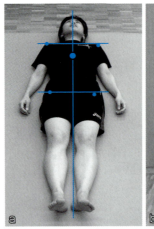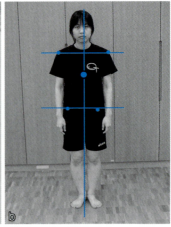

図3　姿勢アライメントの評価
ヒトの姿勢アライメントは，矢状面において胸骨下端を通る正中線や両肩峰，両上前腸骨棘を結ぶ線でみると，重心と支持基底面の関係，左右の対称性を評価できる．モデルは仰臥位（a）で正中線が左へ変位し，左肩峰・骨盤が後退した非対称姿勢．立位（b）では正中線が右に変位し，骨盤が下制した非対称姿勢を認める

と中殿筋，小殿筋の筋張力発生の比率は骨盤中間位（前傾角10°）で約32％：46％：22％である．しかし，骨盤前傾角が20°に変化すると，その比率は43％：38％：19％と中殿筋優位の出力パワーから大殿筋優位の出力パワーに変化する．つまり，外転筋群の機能不全を引き起こし股関節の安定性や下肢の運動に影響を与えてしまう一要因となっているといえる．逆に骨盤を後傾位で外転運動を行った場合，大殿筋の活動は低下し，中殿筋や大腿筋膜張筋の活動が増加する[2]．

このように股関節はあらゆる方向に運動が起こるため，運動を開始する肢位が重要である．特に，関節窩と骨頭が適合し回旋する動きと周囲筋の協調的活動（筋活動の逆転現象）をイメージし，評価・治療を行うことが重要である．

評価・実技（治療）

1．評価

下肢と体幹の姿勢，筋緊張の関係性の評価である．下肢と体幹のアライメントの観察より評価する（「下肢の肢位の左右差は？」「体幹・頭頸部・上肢

1. 股関節

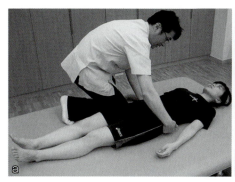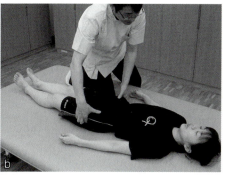

図4　支持基底面と身体の評価
aのようにセラピストは両手を胸郭後面から骨盤へ，あるいは肩甲帯や1側ずつ上下肢の支持基底面へ手を差し入れ，接触しているか？　押しつけが強いか？　などの左右差を評価する．また，bのようにみた目ではわからない骨盤帯の拳上や後退の評価，上前腸骨棘と大転子部を触診し，骨盤と大腿骨の関係や左右差（骨頭の位置など）を評価する

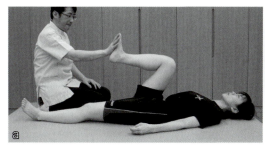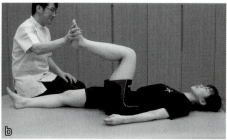

図5　下肢・骨盤・体幹の評価
運動に対し筋の抵抗感を評価しているので，強く押し込まないようにする．足部より片脚ずつ拳上し，下肢の可動範囲（筋の抵抗感）や骨盤や体幹の安定性を評価する．モデルは，右下肢（a）の股関節屈曲に対し，左下肢（b）の股関節や膝関節の屈曲が制限されている．左下肢屈曲のとき，体幹・頸部の反り返りを認める

帯の左右差は？」など）．次に支持基底面と身体の関係を評価する（図3）．図4-aのように仰臥位であれば，胸郭後面（肩甲帯部）から骨盤にかけ手を差し込み接地面の評価をする（「支持面から浮いているのか？」「差し込まれた手を強く押しつけているのか？」など）．骨盤帯は，左右の上前腸骨棘や腸骨陵（Jacoby線）の関係，上前腸骨棘と大転子の関係から股関節のアライメントを評価する（図4-b）．下肢も一側ずつ支持面との接地状態や股関節の内外旋への動きなど抵抗感を評価する．さらに足部より下肢を空間へもち上げ，開始時の運動に対する抵抗感や運動の方向性と誘導に対する抵抗感（運動への追従性），抵抗なく動ける可動範囲を確認する．このとき，体幹の安定性（特に骨盤との関係）を観察しておく（図5）．これにより筋緊張や運動の代償性を評価する．

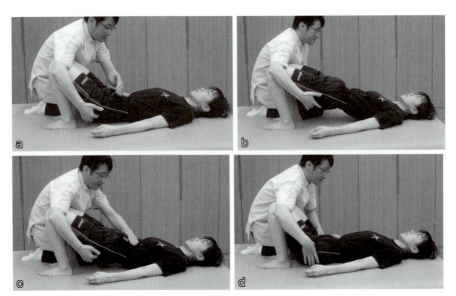

図6　体幹・骨盤帯の治療
骨盤の後傾から運動開始を誘導し，背部筋の過活動（腰椎前弯）をさせない．a：両膝立て臥位で骨盤を支持面からもち上げる，b・c：体幹を上位より分節的に支持面へゆっくりと下ろす，d：骨盤が支持面へ接する最終域で股関節に屈曲を促す（骨盤の前傾）

2．実技（治療）

1）骨盤・脊柱の治療

腰椎部が支持基底面から浮いていたり（骨盤の前傾位，あるいは腰椎の過前弯），腸骨陵の高さなどに左右差のある骨盤帯の場合，殿部から腰椎部にかけ過緊張を伴っていることが多い．結果，骨盤帯の選択的な運動（骨盤の前後傾）は得られず，機能的な座位のバランスや立ち上がりにつながりにくい．

治療は図6に示すとおり，両膝立て臥位をとり股関節や骨盤から脊柱・肩甲帯へ伸びる筋（腹直筋・腰方形筋・腸腰筋・広背筋・脊柱起立筋）に対し，十分な長さや体幹の支持面への安定性（腰部の接地を促すことで），骨盤帯の中間位での安定と可動性を与える．

2）大腿部の治療

大腿後面が支持基底面から浮いていたり（膝関節の屈曲位），外反・内反膝である場合，下肢後面筋や内転筋群の可動性が失われていることが多い．特にハムストリングス遠位部や大内転筋の外側線維（大腿骨粗線部）の筋短縮を伴い，大腿四頭筋が不活性となりその筋の走行が外旋方向に捻転変位し，下肢後面筋・内転筋群の可動性を失っていることが多い．

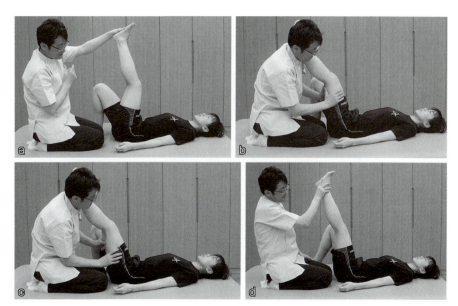

図7　大腿・股関節の治療
関節に運動を誘導するのではなく，筋の走行（アライメント）を修正する．a：膝関節の伸展域を確認する，b・c：大腿部の筋（大腿四頭筋・ハムストリングスなど）のアライメントを確認する（モデルは筋が外旋方向へ変位し，ハムストリングスの短縮を認めたため，アライメントを中間位へ修正している），d：膝関節伸展を誘導し，大腿四頭筋の筋収縮を促す

　治療は図7に示すとおり，仰臥位で大腿部筋群のアライメントを修正し，大腿四頭筋とハムストリングス起始部の収縮を促し骨盤の後傾を誘導する．次に，下肢に対し骨盤を従重力方向へおろす（股関節を屈曲していく）ことで，ハムストリングスの遠心性収縮を促し（長い大腿後面をつくる）ていく（図8）．これにより膝関節の伸展（大腿後面の接地）と股関節の安定性（アライメントの修正）をつくっていく．

3．股関節の治療

　骨盤が前傾している場合，大腿筋膜張筋や大殿筋上部線維は柔軟性を失い，股関節は外転・外旋を伴った屈曲位にあることが多い．治療は，前述に示した仰臥位や半仰臥位などで骨盤の選択的運動（前後傾）を促す中で，運動の最終域（骨盤が接地し股関節に屈曲の動きが入るとき）に大腿骨頭を関節窩に適合させていく．
　次に，骨盤が後傾している場合，股関節内転筋群は柔軟性を失い，内転・内旋を伴った屈曲位にあることが多い．
　この2つの肢位で共通しているのが，股関節外転筋群と伸筋群の不活性で

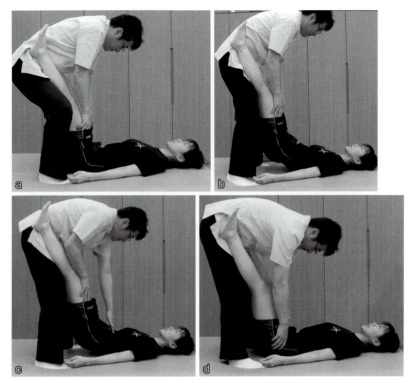

図 8　下肢・骨盤・体幹の治療
下肢に対し体幹が分節的に従動方向におりていけることが大切である．
a・b：両大腿部より骨盤を支持面からもち上げる，c：体幹を上位より分節的に支持面へゆっくりとおろす，d：骨盤が支持面へ接する最終域で股関節に屈曲を促す（骨盤の前傾）

ある．特に，坐骨結節付着部のハムストリングスや補助筋として働く中殿筋・小殿筋の不活性が股関節の安定性を欠く一要因である．

　治療は図 9 で示すとおり，片膝立て臥位で殿部をもち上げさせ，股関節伸展・外転・外旋を促していく．このとき，大殿筋上部線維の過活動と脊柱伸筋群による代償運動を伴わないよう注意しながら中殿筋・小殿筋の筋収縮をサポートし，骨盤の後傾から運動を開始するよう誘導する．治療が進むと股関節外転 30°程度で中殿筋の最大収縮が促され，体幹の回旋を伴った分節的運動へ波及し，寝返りや側臥位での治療へつなげやすくなる．

4．股関節の治療 2

　側臥位での治療場面を紹介する．図 10 のように，側臥位では支持側となる体幹や下肢が支持面に安定して接地している必要があり，頸部が過伸展していないかや下肢外側（特に下腿部）が支持面より浮き上がっていないことを

1. 股関節

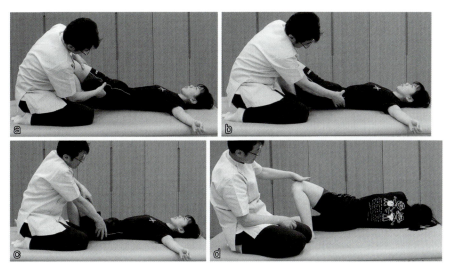

図9　股関節の治療
a：片膝立て位で同側の骨盤を支持面からもち上げる．このとき，膝が中間位（股関節に対し膝関節が内側に倒れない）であるよう注意する．b・c：体幹を上位より分節的に支持面へゆっくりと下ろす．d：殿筋群の活性化をはかることができると側臥位へ姿勢は容易に変えられる（骨盤帯から体幹・頭頸部へ運動が連鎖し，側臥位へと誘導しやすくなる）

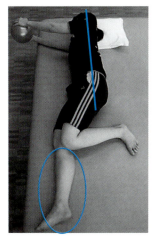

図10　側臥位での評価（アライメント）
1．耳垂から肩峰，体幹，大転子のアライメントが直線上にある．
2．支持側の下腿部が支持面より浮き上がっていない．
　① 膝関節屈筋が過緊張状態になっていないこと
　② 大腿骨に対し下腿骨が内旋位になっていないこと
　③ 関節症などにより浮いてしまう場合は，タオルなどを敷き隙間を埋めることもよい

確認する．
　まず，側腹部より体幹と骨盤を安定させ，足部より下肢を屈曲方向へ誘導していく（図11-a）．このとき，骨盤の挙上や前傾への代償運動を起こしやすい

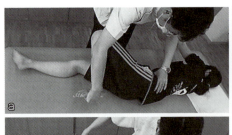
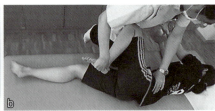
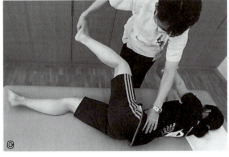

図 11　側臥位での治療 1
a：足部をもち膝関節を屈曲させる，b：側腹部に手を置き，股関節を屈曲させることで腹部筋の収縮を確認する，c：膝関節の分離運動を促す．この時も腹部筋の収縮を確認する
股関節が中間位（膝が内側へ落ちていかない）を保つ範囲で動かすことが大切である

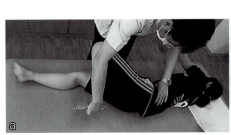
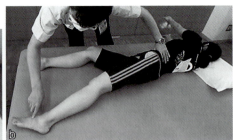

図 12　側臥位での治療 2
a：腹部筋の収縮を感じとり，骨盤が後退しないよう注意し股関節の伸展を促す，b：股関節の伸展位（抵抗がない範囲で）に対し膝関節の伸展と足関節の底屈を促す

ため，セラピストは側腹部に置いた手で腹部筋の収縮を感じとり，背部筋から殿筋の十分な長さをつくっていく（図 11-b）．さらに膝関節の分離運動を促し，腹部筋や股関節周囲筋の活動性の改善をはかっていく（図 11-c）．

次に，股関節伸展へ下肢を誘導していく（図 12）．このとき図 12-a のように膝関節は屈曲位のまま股関節の伸展（股関節の外・内旋を伴わない中間位を保つ）を抵抗がない範囲で誘導し，最後に膝関節の伸展と足関節の底屈を誘導し長い脚をつくっていく（図 12-b）．

これらの治療の結果，介入前後で 20〜30°の ROM の改善を認めた（図 13）．

1. 股関節

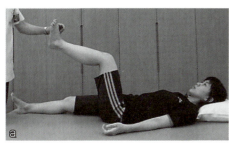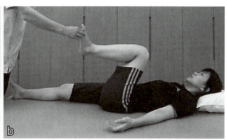

図13 介入前後の関節可動域の変化
a：介入前，b：介入後

臨床での注意点

　股関節は，二足直立位や歩行を考えるうえで身体の中間に位置するため，さまざまな部位の影響を受けていることを知っておく必要がある．特に，骨盤より上に位置する体幹，上肢のアライメント・重心の位置・運動性，下肢では支持面から感覚情報を受けとる足部（皮膚や軟部組織）の柔軟性，下腿筋群と足内筋群の協調運動と筋力の影響が重要である．詳細は各項を参照していただきたい．

　また，下肢は左右二脚あることを忘れてはならない．たとえば図10に示すように，側臥位で一側下肢を空間にもち上げると，片側を動かすと，もう一側はそれを支持するような働きをする．つまり，支持側股関節には支持基底面に身体を安定させるように伸展・外転や内外旋の筋活動が必要となる．さらに空間にある下肢を前後方向に動かせば，股関節の回旋運動を伴った両側の協調運動を促すことができる．これは歩行の治療のための準備になるだろう．

　また，上肢の活動においても到達運動に伴い重心の移動が起こる．このとき，下肢や骨盤帯は支持基底面に姿勢を安定させるため，股関節には伸展や外内転，内外旋の動きが要求され，これは自動的に起こる反応である．つまり，姿勢・運動を考えるうえでは筋骨格系だけで運動を制御しているのではなく，中枢神経系を含んださまざまなシステムによって制御されていることを忘れてはならない（特に抗重力へのバランス制御は「視覚系」「前庭系」「固有感覚系」からの情報と処理・統合が重要となってくる）．

まとめ

股関節の治療をまとめると，以下の5つのポイントが大切と考える．

- 姿勢アライメントを知る（下肢，骨盤，脊柱の関係）
- 筋の特性や筋と筋，あるいは筋と筋膜の連結性を知る
- バランス反応を考える
- 正常反応を知る
- さまざまな運動の要素や特性を知る（運動の連鎖）

筆者の経験から，解剖や運動学，神経生理など日々新しい情報を取り入れ，知識は増やすことはできるが，実際の臨床場面では，自分が求めている反応を引き出すための技術が必要となる．そのためには，健常者（セラピスト）を相手に実技練習をすることを勧める．

文献

1) 姫野信吉：剛体バネモデルによる股関節骨頭合力の推定について．関節の外科　18：1-6, 1991
2) 加藤　浩：多関節運動連鎖からみた変形性股関節症の保存的治療戦略―理学療法士の立場から．井原秀俊，他（編）：多関節運動連鎖からみた変形性関節症の保存療法―刷新的理学療法．全日本病院出版会，pp116-138, 2008
3) Kapandji AI（著），塩田悦仁，他（訳）：カパンディ―関節の生理学Ⅱ　下肢．医歯薬出版，pp3-65, 1988
4) Kapandji AI（著），塩田悦仁，他（訳）：カパンディ―関節の生理学Ⅲ　体幹・脊柱．医歯薬出版，pp46-121, 1986
5) Thomas WM（著），松下松雄（訳）：アナトミー・トレイン―徒手運動療法のための筋筋膜経線．医学書院，pp179-198, 2009

2. 膝関節

井上　健

膝関節の構造

　膝関節は下肢の関節の1つで，大腿と下腿をつなぐ部分であり，大腿骨と脛骨および膝蓋骨とで形成される．下肢の中間関節として機能し着地時，床面の衝撃を直接身体に与えないクッション的役割や足部を身体に近づけるときに大きく屈曲するなど，柔軟性が非常に要求される．また，日常生活的にはひざまずく際や正座など，足底の次に床に接することが多く，大きな可動性が求められる関節である．股関節と同様に体重を直に受ける部分であり，長年の生活環境や身体状況の影響を受け，変形性の疾患を引き起こす場合も多い．

1．各部位の構造

　解剖学的には脛骨の上に大腿骨が乗っているだけで，さまざまな方向に動くようにみえる．しかし，らせん関節といわれる1軸性の関節形態を成しており，屈曲・伸展と軽度の回旋のみの運動性にて役割を果たしている（図1）．運動性が制限されるのは膝関節周囲の靱帯・筋・腱が非常に強固であるから

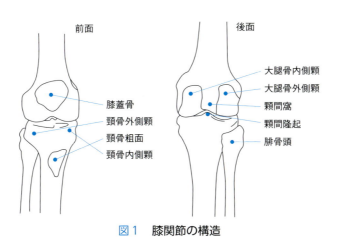

図1　膝関節の構造

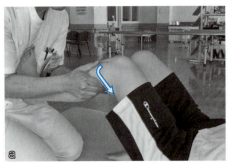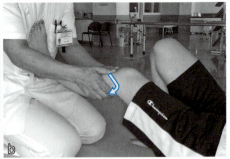

図2　膝関節屈曲・伸展のROM治療
a：屈曲時：脛骨が大腿骨上を転がるイメージ，その後すべりを誘導
b：伸展時：脛骨が大腿骨上をすべるイメージ，その後転がりを誘導

であり，おのおのがバランスを取り合って膝の安定を保っている．また，人間最大の荷重関節であると同時に，中間関節という特性を有しているため，力学的負荷の影響を最も受けやすい関節である．したがって，関節周囲組織と周囲筋のアンバランスが生じやすく，ROM制限や痛みが起きやすい関節といえる．

実技

1．膝関節の屈曲・伸展におけるROM治療の実際

　膝関節はそれ自体が精密かつ巧妙なメカニズムをしていることは前述したが，膝関節の屈伸運動は脛骨上関節面に対する大腿骨顆部の前後のすべり・転がり運動にしたがって生じる．前・後十字靱帯と内・外側側副靱帯は関節の回転軸をつくり，適度なすべりと転がりを誘導する．よってROM治療を行う際は，適度なすべりと転がりを意識しながら行うことが重要である．

　膝関節屈曲時における脛骨外側顆の運動は前十字靱帯によって制御され，脛骨内側顆は内側側副靱帯が制御する．また，伸展時における脛骨外側顆の運動は外側側副靱帯によって制御され，脛骨内側顆は後十字靱帯が制御する（図2）．つまり，膝関節のROM治療をする際には，関節回転軸を考慮し屈曲時には脛骨が大腿骨上を転がることを意識し，その後すべりを意識して行う．また，伸展時にはまずすべりを意識し，その後転がることを意識しながら行うことが原則である（図3，4）．膝関節回転軸の中心は脛骨内側顆間の内側に位置し，その中心部を意識して動かすことが重要となる．ROMを十分に確保

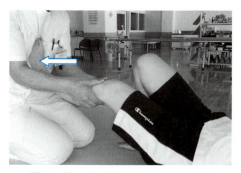

図3　膝関節伸展時のすべりの確認
関節可動域獲得と同時に能動的伸展を誘導

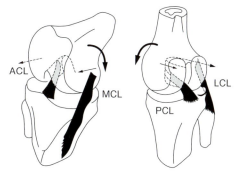

図4　膝関節屈伸時の骨・靭帯構造
（文献3）より引用）
ACL：前十字靭帯，PCL：後十字靭帯，
MCL：内側側副靭帯，LCL：外側側副靭帯

しながら大腿四頭筋やハムストリングスの筋力を利用して，能動的なROM治療を同時に行うことがROMの改善には必要である．おのおのの動きに対して上前腸骨棘～膝蓋骨～足関節が直線上で動くことを意識する．

2．実技の別法

1）膝関節伸展

膝蓋骨は三角形の形状をした骨で大腿四頭筋腱に埋没して大腿骨につながっており，膝の前面に位置している．人体で最も大きな種子骨である．主な機能としては，膝関節を伸縮することにあり，膝蓋骨は腱が大腿骨を動かす際に，てこのような役割を果たすのである．つまり，膝関節の効率的な屈伸に関係し，そのため，われわれは膝蓋骨の動きをなめらかにしておく必要がある（図5, 6）．膝蓋骨の内側面は三角形の形状をしているため，特に左右運動時には，「舟底」が動くことを意識する．

膝関節の屈伸に関係があることは前述したが，膝蓋骨は膝関節伸筋群が最も効率よく作動するために必要である．そのために，膝蓋骨の可動性が改善した際，大腿四頭筋の活動性を強化しておくことが必要となる．実際には，タオルを丸め膝の下に置き，タオルを下方につぶすように指示し，膝関節伸筋群の能動的な運動を促通しておく必要がある．

また，膝関節最終伸展時には，脛骨が大腿骨に対し軽度の外旋運動を起こす現象（終末強制回旋運動：screw home movement）が関与する．Locking mechanismともいい，不随意に起こる自動的な運動で，これにより安定性が増加する．そのため最終伸展時は脛骨の外旋を誘導することも重要である（図7）．

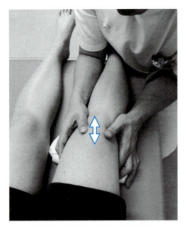

図5　膝蓋骨の上下運動

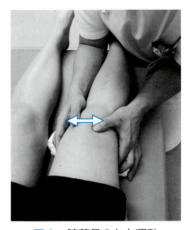

図6　膝蓋骨の左右運動

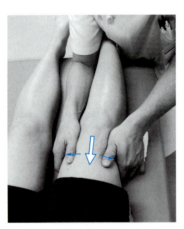

図7　膝関節の ROM 治療
下に置いたタオルをつぶすように指示し，能動的な伸展を促通する．また，最終伸展時は脛骨の軽度外旋を意識する

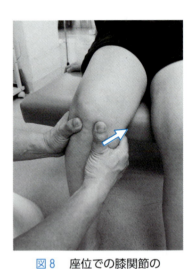

図8　座位での膝関節の ROM 治療
伸展位から最初の 20°以内は転がり運動が主だが，屈曲位となるにつれ，すべり運動が優位となる

2）膝関節屈曲

　膝関節屈曲の ROM 治療では，ベッドの端に下腿を垂らすことも有効である（図8）．伸展位から屈曲位になるにつれ，転がりからすべりへ移行するため，下腿を垂らしていくときは，徐々にすべりを強調していく．

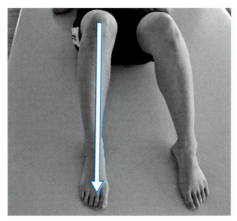

図9　直線的なアライメントを意識する

臨床での注意点

1．アライメント考慮する（図9）

　大腿骨，膝蓋骨，脛骨，そして第2趾が直線（適切なアライメント）の中で膝関節の屈伸を行うことが重要である．そのためには常に姿勢との関係性を考慮することも重要である．姿勢が不安定では真のROM治療はできない．膝関節のROM治療を行う際は，臥位以外に座位や立位でも行うが，安定した支持面（必要に応じ，体幹の下にバスタオルなどを挿入し，身体の余計な緊張を調整すること）を確保し，骨・筋ともにアライメントを良好に保った中で行うことを心がけることが重要となる．

2．関節の形状を考慮

　大腿骨と脛骨の関係性を考慮し，適度な転がりとすべりを誘導する．膝蓋骨に関しては上下左右の可動性も確保すること．

3．筋の粘弾性を確保し，同時に運動を誘導する

　ROMが確保されても，自分で動かせなかったら何の意味もない．他動的にROM治療を行った場合，意識レベルにもよるが，患者自身に動きを実感させながら関節を動かす．そのことが患者にとって運動学習につながっていく．

まとめ

　膝関節は，特に可動性と支持性の2つの大切な機能を果たしている．下肢の関節の中心的な役割を担っており，可動性は広く，歩行で約60°，蹲踞(そんきょ)動作で約100°，正座では約140°というように，広い範囲の屈伸運動が可能である．また，抗重力活動を起こす源の関節である．

　体重支持による姿勢の安定や運動性は瞬時の切り替えが求められるが，膝関節は不安定さもあることを理解しておくべきである．これら2つの機能には，筋や靱帯の役割も大きく，関節自体の安定性と運動性に関与している．よって，脳血管障害による麻痺や廃用により，筋収縮自体が困難になった場合，膝関節の伸展拘縮などのROM制限に陥ることが容易に予想される．それを予防するためには，筋自体の不動を予防し，筋活動を起こすことで粘弾性を与え，靱帯などの軟部組織や関節の可動性を確保することが重要である．筋収縮に対する介入自体が二次的制限を予防することと運動学習につながるのである．

　つまり，われわれ作業療法士は解剖や運動学の知識をもとに，患者のもっている能力が発揮できるような治療介入が必要である．

文献

1) 沖田　実：関節可動域制限とは．沖田　実（編）：関節可動域制限-病態の理解と治療の考え方．三輪書店，pp2-17，2008
2) 福林　徹（監）：動きでわかる解剖と機能．医道の日本社，pp155-160，2006
3) 石井慎一郎：高齢者の活動と膝関節機能．理学療法　**20**：830-837，2003
4) 大谷素明：クリニカルマッサージ．医道の日本社，pp324-332，2004
5) 白土　修，他：整形外科運動療法実践マニュアル．全日本病院出版会，pp83-90，109-117，2002
6) 河上啓介，他：骨格筋の形と触察法．大峰閣，pp205-264，1998
7) Thompson CW（著），中村千秋，他（訳）：身体運動の機能解剖．医道の日本社，pp155-196，2006
8) Biel A（著），阪本桂造（訳）：ボディナビゲーション―触ってわかる身体解剖．医道の日本社，pp265-280，2007

3. 足関節

井上　健

足関節の構造

　足関節は，床面と身体をつなぐ重要な関節であり，足根骨7個，1趾骨14個，および2個の種子骨から構成される．距腿関節と距骨下関節を含めて1つの機能的単位と考え，介入することが多い．姿勢を垂直に保つために床面の形状にあわせ，その自らが探索活動を行い日常生活に対応する必要があり，多方向への運動性（可動性）が必要となる．反面，関節自体は不安定な構造であり，周囲の靱帯で安定性を補っているが，体重支持の方向が不十分になると捻挫などの関節疾患を引き起こす場合がある．

1．各部位の構造

　足関節は距腿関節とも呼ばれることは前述したが，脛骨の下関節面，内果関節面と腓骨の外果関節面および距骨滑車からなり「ほぞとほぞ穴」の関係によって形成される．足部の骨格は足根骨〔距骨，踵骨，舟状骨，楔状骨（内側・中間・外側），立方骨〕，中足骨（第1〜5），趾骨（第1〜5）により構成される（図1）．足根骨と中足骨の間の関節を足根中足関節（リスフラン関節）と呼び，距骨・舟状骨間および踵骨・立方骨間の関節を横足根関節（ショパール関節）と呼ぶ．リスフラン関節とショパール関節によって前足部，中足部，後足部に分けられる．

　関節の特徴として，腓骨外果に比べて脛骨内果が短く，内側方向への骨性の制限が少ない．背屈位に比べて底屈位で関節自体の遊びが大きくなる（距骨体部の後方部の左右径が前方部に対して小さいために，底屈した際，関節自体の適合も少なくなる）．また，腓骨筋群が底屈位で機能しにくいなどの構造上の特徴から，足関節内反に対する制動が弱い．内反捻挫が多い理由でもある．

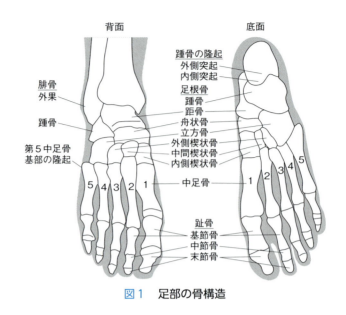

図1　足部の骨構造

実技

1．足関節の底背屈における ROM 治療の実際

　　足関節の ROM 治療の際は，底背屈を行う距腿関節（関節の種類としては蝶番関節であり，可動性の高い関節）と，内外反を行う距骨下関節とショパール関節（滑走関節）を考慮した治療が必要となる．まずは背屈を誘導するためにも，十分な底屈を確保し，背屈筋群の伸張も加える．その後，中足骨の外側部から誘導し，アライメントを考慮しながら背屈を誘導する．また筋の能動的な動きも同時に誘導することが重要で，踵骨を安定させ，作業療法士の前腕を用いて背屈を補助する．この際，踵骨を中心に底背屈を誘導することで，関節の形状に沿った ROM 治療が可能となる（図 2）．

2．実技の別法

1）座位での下腿三頭筋の伸張

　　膝関節屈曲位と伸展位で足関節を背屈させたとき，膝関節伸展位での背屈角度が小さい場合は腓腹筋の短縮と考えられる．差がなくどちらも同じような背屈制限を呈する場合は，ヒラメ筋の短縮もしくは両筋の短縮が考えられる．足関節背屈のためには底屈が必要と前述したが，特に腓腹筋の短縮の際

3. 足関節

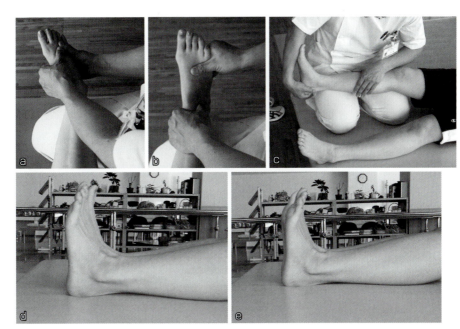

図2　足関節のROM治療
a：底屈は内返しを伴いながら伸張
b：背屈時は外返しを意識して距骨を関節内に入れ込むように
c：下腿三頭筋の粘弾性を引き出し，踵骨を安定させながら底背屈運動を誘導する
d：開始時関節可動域
e：介入後の背屈関節可動域

は膝関節伸展位で足関節底屈を十分に引き出す（二関節筋である腓腹筋は緊張する肢位）ことが重要である．その後，背屈方向に誘導する．その際，小趾側から誘導することにより，より能動的な背屈を誘導できる．底背屈に誘導する際には距腿関節が転がりながら運動が起きることをイメージしながら行う．セラピストの大腿部を内外旋することにより，効果的にROM治療を行うことができる（図3）．

2）下腿前面筋の伸張

底背屈には下腿前面筋（前脛骨筋など）と下腿三頭筋の協調的な関係が必要である．背屈には下腿前面筋の強い収縮が必要となる．そのためには，まず下腿三頭筋の収縮と下腿前面筋の伸張を誘導し，その後，背屈を能動的に誘導する．作業療法士は，膝蓋骨から足部のアライメントが直線的になるように誘導し，下腿前面筋の伸張を行う．その後，重力（下肢の自らの重さ）を利用し，背屈を誘導する．ROMが広がってきたら，徐々に後方に接地させていく（図4）．

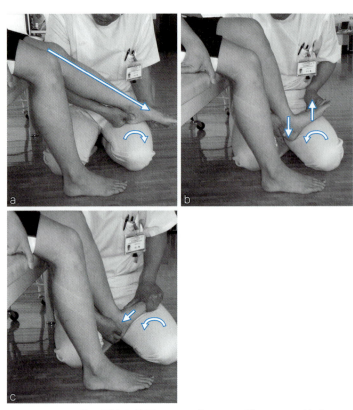

図3 下腿三頭筋を伸張させながらの足関節のROM治療
a：底屈を十分に促し，b：その後，背屈を行う，c：作業療法士は踵骨を一方の手でもち，アライメントが一直線になるように誘導する

3）立ち上がりの誘導

　立ち上がりを誘導することも，足関節のROM治療には効果的である．離殿時に足関節は最大背屈を必要とする．膝関節屈曲と足関節背屈が協調的に機能することは重要である．立ち上がりは，ADL動作の中でも非常に頻度が高い活動である．そのため，足関節の底背屈を促通することは，効率的なADL動作につながる（図5）．

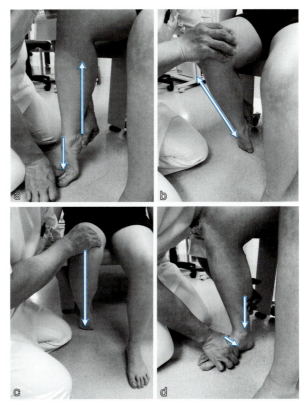

図4　下腿前面筋の伸張と収縮促進
a：第2趾を中心に踵骨を挙上，b：その後，下腿前面筋の十分な伸張を促す，c：足趾を屈曲位にし，さらに伸張．その際，重力による伸張を心がける，d：背屈を誘導する際も距腿関節が後方にずれると同時に，踵骨が垂直に下りるように誘導する

臨床での注意点

1．アライメント

　関節の構造を考え，脛骨の延長線上に第2趾が位置することを常に意識すること（図6）．

2．関節の形状を考慮

　底屈時に内反方向にいきやすい構造であり，内側アーチに比べ外側アーチの中足骨以遠の可動範囲が大きい．そのため，背屈時には十分に外反方向の

第Ⅲ部　下肢の構造とROM治療

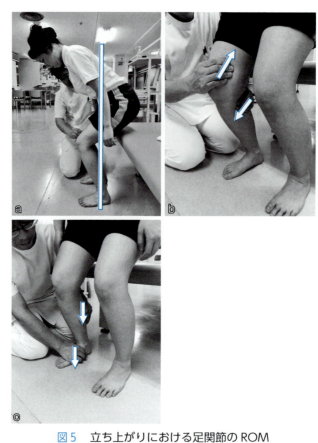

図5　立ち上がりにおける足関節のROM
a：離殿の際，最大背屈が必要となる．b：セラピストは大腿四頭筋の収縮を促しながら，膝の屈曲を誘導．c：踵が床に接地していることを確認する．また，重心線が足底上にあることを注意する

動きを誘導すること．

3．筋の粘弾性

　背屈時に前脛骨筋や長母趾伸筋の能力を十分に発揮させるためにも，下腿三頭筋の収縮を促しながら底屈を行い，下腿前面筋群を伸長させることも必要である．つまり，下腿三頭筋を最大に収縮させることによって，その後，最大弛緩（リラックス）する（自己抑制）．また，下腿前面筋は下腿三頭筋の相反抑制作用により収縮しやすくなる．

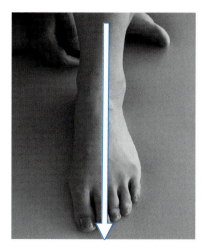

図6　下腿中心が第2趾

4．固定（安定）と運動を明確にする

　ROM治療の際，十分に考慮しなければならないのが，固定と運動を明確にすることである．足関節のROM治療の際も，下腿骨遠位部の固定（安定）と足関節の底背屈（運動）が重要である．

5．日常生活活動を用いる

　足部は立位時に唯一地面に接する部位であり，身体の力学的支持や感覚入力を通して姿勢安定の源となっている．また，靴下や靴の着脱でも多方向の運動性が要求される．よってADLの視点からの介入も足関節のROM改善には有効である．

 まとめ

　足関節のROM治療に関して筆者の経験を中心に述べてきた．本関節は体重支持という固定と安定の作用と靴下の着脱などの空間操作の両者の働きがある．この関節に問題があると，バランス機能（姿勢の安定維持）が低下する．つまり，立位でのADLの遂行時に転倒リスクが増大したり，上肢がバランス保持に使われてしまい，本来の活動ができないなどが予測される．よって，足関節単独の障害のみではなく，廃用症候群や脳血管障害による麻痺などによって起こる内反尖足などのROM制限予防や改善も，リハビリテー

ションを進めるうえでも重要な要素になってくる．

文献

1) 沖田　実：関節可動域制限とは．沖田　実（編）：関節可動域制限-病態の理解と治療の考え方．三輪書店，pp2-17，2008
2) 福林　徹（監）：動きでわかる解剖と機能．医道の日本社，pp155-160，2006
3) 大谷素明：クリニカルマッサージ．医道の日本社，pp324-332，2004
4) 白土　修，他：整形外科運動療法実践マニュアル．全日本病院出版会，pp83-90，109-117，2002
5) 河上啓介，他：骨格筋の形と触察法．大峰閣，pp205-264，1998
6) Thompson CW（著），中村千秋，他（訳）：身体運動の機能解剖．医道の日本社，pp155-196，2006

第IV部
症例報告―疾患別ROM治療の実践

1. 上腕骨骨折
2. 橈骨遠位端骨折
3. 拘縮肩
4. 脳血管障害―上肢（肩甲帯）
5. 脳血管障害―上肢（手）
6. 脳血管障害―下肢
7. 脊髄損傷
8. 関節リウマチ

1. 上腕骨骨折

佐藤真一，井上稚菜，有泉宏紀

 疾患の一般的な特性・関節可動域に関する特性

　骨折治療の大前提は骨癒合を得ることであり，そのためには骨折部の圧迫と安静を保持することが必要である．しかし，安静保持することが関節拘縮や廃用症候群などの合併症を引き起こすため，極力軽減しながら関節運動を回復させるとした相反する目標を達成しなければならない．特に，上腕骨の骨折は肩関節という人体の中で最大の可動域を有するROM・筋力維持回復を得なければいけない．

　肩関節は，一般に狭義肩関節といわれる肩甲上腕関節と関節上方関節に加えて，広義肩関節と呼ばれる肩鎖関節，胸鎖関節，肩甲胸郭関節，胸肋関節，肋椎関節の5つの関節をあわせ合計7つの関節で構成される（図1）．そのため，いずれかの関節が機能不全を起こすと，肩関節のROM制限という機能不全が起こる．また，肩甲骨に起始付着をもつ筋肉は17個あり，僧帽筋や広背筋は脊柱や腸骨に起始をもつ．ゆえに肩関節のROMは上記の骨・関節・筋肉の影響を受けるため，上腕骨骨折は頸部から体幹，骨盤帯を含む評価を行う必要がある．

　また，肩関節は広いROMを得るため特殊な靱帯・関節包をもつ．その骨構造を補強するため関節包と一体となった関節上腕靱帯という重要な靱帯が存在し，また腋窩陥凹も重要な機能を果たす（図2）．前方関節包を補強するよう上関節上腕靱帯（Superior Glenohumeral Ligament：SGHL）が存在しその下方に中関節上腕靱帯（Middle Glenohumeral Ligament：MGHL）が存在する．これら前面の靱帯が短縮することにより，伸展方向・外旋方向，特に下垂位での外旋（1st External Rotation：1st ER）のROM制限の原因となる．関節包下方には前下関節上腕靱帯（Anterior Inferior Glenohumeral Ligament：AIGHL）に引き続き関節包が関節陥凹となり，その後方には後下関節上腕靱帯（Posterior Inferior Genohumeral Ligament：PIGHL）が存在する．AIGHLが短縮することにより外転，外転位での外旋（2nd ER）が制限され，腋窩陥凹を含めたPIGHLが短縮することにより屈曲挙上，屈曲90°位での内旋（3rd

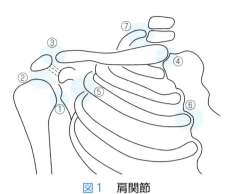

図1 肩関節

狭義肩関節：①肩甲上腕関節 ②関節上方関節（第2肩関節とも呼ばれる），広義肩関節：③肩鎖関節，④胸鎖関節，⑤肩甲胸郭関節，⑥胸肋関節，⑦肋椎関節

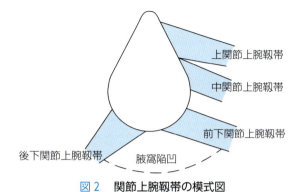

図2 関節上腕靱帯の模式図

右関節窩を外側から見る．向かって右が前方．上記靱帯は関節包と一体となり関節包を補強している．また腋窩陥凹は肩関節挙上時に緊張するよう下垂時には"たるみ"となり機能している

Internal Rotation：3rd IR）に制限が発生する[1,2]．生じているROM制限が筋肉由来なのか，関節包を含む関節上腕靱帯由来なのかを鑑別する技術も必要である．

肩関節特有の運動理論として，oblique translation 理論がある[3]．正常の肩関節では関節運動に伴い上腕骨頭の"転がりとすべり"の両方の運動が関節窩上で起きている．前述の拮抗側の関節包が運動時に伸張されることにより上腕骨頭が求心位に保持され関節運動が遂行される．しかし，なんらかの原因により，ある部分の関節包の短縮や伸張性の低下により最大運動域に達する前に緊張がピークに達すると，上腕骨頭が短縮側に変位する．その結果"転がりとすべり"が起こりにくくなり反対側の骨構造などに衝突するため，その部位に疼痛を発生させ，またインピンジメントを発生させる．いわば疼痛の原因は関節の対側に起因する，原因を対面に求める手がかりとする理論である．その診かたや対応は後述する症例検討において記述する．

上腕骨骨幹部骨折においては橈骨神経溝部における橈骨神経麻痺を，上腕骨内側上顆骨折においては尺骨神経麻痺を検証すべきで，また，上腕骨近位端骨折においても腋窩神経，橈骨神経といった腕神経叢の後神経束の評価をする必要がある．特に，腋窩神経の感覚枝は運動枝との分岐が早く起こるため，感覚障害を伴わない三角筋運動麻痺の評価を行う必要がある．

評価・治療ポイント

まず検査・評価を始める前にX線写真を確認する．受傷後のX線，3D-CT

から受傷時または術前の状態，整復後の状況までを確認する．また，観血的整復固定術（Open Reduction and Internal Fixation：ORIF）が施行された場合は，内固定材料の確認と整復状況を読影し理解するとともに，主治医に術中の情報を得ることが必要である．さらに，外固定の使用状況と期限や術中判断によるプロトコールの変更があるのかまでも確認してから，症例と対面するのが望ましい．

　評価のポイントとしては，外固定の有無と受傷局所の自発痛の有無，受傷関節の上下の関節のアライメントから機能を確認する．前項にも述べたが，肩関節のみでなく近位関節としての体幹，股関節の評価も同時に行う必要がある．肩甲骨は肩甲胸郭関節において自由度の高い骨であり，筋性防御や疼痛回避などによるアライメントの異常が起こりやすいため，その位置の評価も行う必要がある．

　狭義の肩関節の評価においては，前述した筋肉の機能不全・短縮，関節包の短縮，靱帯の短縮，皮膚の問題でROM制限が起きているのかを鑑別診断する．また，可動範囲内に生じる疼痛はoblique translationによる上腕骨頭位置異常にもとづくものなのかを明確にする．

　ORIF後においては各内固定材料による個別のプロトコールが設定されている場合が多く，より早期からROM訓練が実施できる．そのため関節拘縮や筋力低下といった廃用症候群の予防が進んでいる．治療のポイントとして最も重要なのは早期から拘縮を起こさないこと，特に関節包の短縮を起こさないことである．いうならば，拘縮予防に骨折治療の可否がかかっているということである．その最も重要なポイントがCodmanのいわゆる振り子体操の中のstooping exercise（図3）であるといっても過言でないと考える．

　Stooping exerciseは術後の初期に，安全にかつ効果的に肩甲上腕関節の可動性維持をはかることのできる優れた運動である[4]．反対側の上肢で安定した台を支え，股関節を深く曲げると自然に体幹前屈となる．患側上肢は作業療法士が支えたり，ショルダースリング内で支え，骨折部位に離開方向の負荷がかからぬようにする．このとき，肩甲上腕関節のROMが確保できるようセラピストは肩甲骨を固定する．図3に示すように，体幹を前屈するだけで骨折部に剪断力が働かずに肩甲上腕関節のROMが確保できる非常に優れた運動である．この運動により，下関節上腕靱帯および腋窩陥凹を含む関節包下方の伸展性を確保し肩甲上腕関節の分離運動を確保することが，上腕骨骨折のROM再獲得に最も重要であると考える．しかし，症例の中には疼痛閾値が低い場合や肩関節周囲の防御的筋収縮を緩和できない症例も存在する．その場合は，体幹前屈に伴い上肢は下垂してくるが，同時に肩甲骨の外転と上方回旋が起こり肩甲上腕関節の分離運動が困難となる．まずは肩甲骨

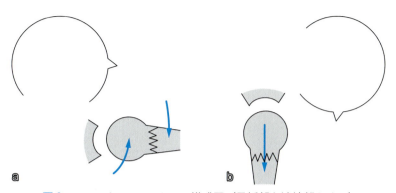

図3　stooping exercise の模式図（骨折部を波線部とする）
a：座位・立位において，肩関節自動挙上時には下向きの負荷が骨折部にかかる，他動運動時にはその逆の負荷がかかる．b：stooping exercise においては重力線が骨折部には剪断力として働かず，安全に関節可動域拡大が可能となる．また重要なことは下方関節包の伸張が安全に行えることである

外転・上方回旋を防ぐべく肩甲骨を外側より固定し，体幹前屈角度を徐々に増していく操作や僧帽筋，菱形筋，肩甲挙筋などのリラクセーションをはかりながら遂行していく．

　われわれが行っている一般的な ORIF 後のプロコールでは stooping exercise から始まり4週で自動介助運動を，6週で自動運動を開始している．その経過の中で片手動作での ADL，手指のみを固定して使用する動作，体幹に上腕部を固定した動作指導，また上腕フリーとし，負荷制限をかけた動作指導などを並行して行っている．肩甲上腕関節の分離が確保でき，自動介助から自動運動に移行する期間は，特に肩甲上腕リズムの再獲得と肩甲骨の動的固定に留意しながら肩関節の ROM 拡大をはかっていく．

治療

　症例は40歳代後半の女性，美容院を自営の美容師である．転倒により利き手である右上腕骨大結節骨折を受傷．受傷後8日に suture bridging 法による骨接合術を施行（図4），術後4日から作業療法が開始された．プロトコールに従いリラクセーション，stooping exercise，片手での ADL 指導を実施した（図5）．

　術後2週で退院し，外来通院での作業療法を継続し，3週目から肩関節を固定して肘関節以下を使用し部分的な仕事復帰をした．その際，肩関節に負荷のかからぬように姿勢指導や環境設定に関しての具体的な指導を行った．その結果，過度な肩関節の緊張固定により ROM 制限が出現したため，後下

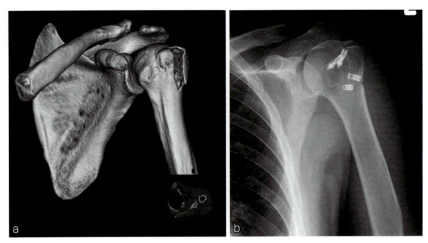

図4　受傷時3D-CTと術後のX線
a：大結節が離開している，b：整復は良好でアンカーが写真に認められる．

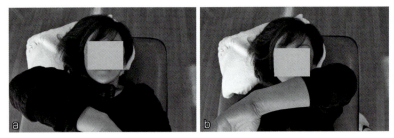

図5　3rd IRの図
自動運動での3rd IR，a：健側，b：患側

方関節包を焦点にした超音波療法を追加した．4週目から肩関節自動介助運動を追加，6週目から自動運動を開始し，7週目で職業上の使用制限を解除しシャンプー，ヘアーカットなどの一連の作業が環境設定により可能となった．日本整形外科学会肩関節疾患治療成績判定基準（Japanese Orthopedic Association Score：JOA Score）においては70点（100点満点）となり，自動車の運転が可能となった（図6）．

術後9週で作業時疼痛が消失し，12週で結髪動作が可能となり受傷前と同レベルでの職業復帰となった．術後6カ月でのフォローアップ時のJOA Scoreは89点であり，以下にこの時点での評価・介入を示す．

1．評価

職業復帰している状況での主訴は「手が最後まで挙がらず横に開いてしま

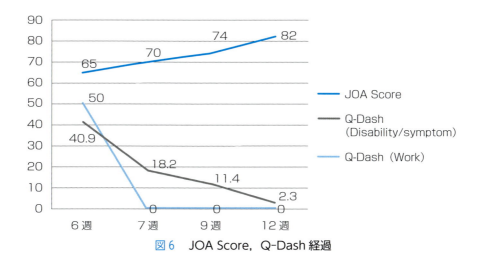

図6 JOA Score, Q-Dash 経過

う．仕事上では特に問題なく，けがの前と同じようにやっています」であった．屈曲140°，外転150°，内旋腰椎上部，結髪可能，上肢挙上時に体幹の代償的側屈（+），肩甲帯後退（+），shrug sign（+），僧帽筋上部線維にごく軽度の筋硬結を認め肩甲挙筋，大・小菱形筋に軽度筋緊張亢進を認めた．また，肩甲帯筋，肩関節周囲筋に著明な短縮は認めなかったが，完全挙上できない範囲での筋の伸張不足を認めた（図7）．肩関節 joint play の軽度低下を認め，3rd IR は写真に示すように患側の低下を認めた（図5）．その結果，現時点での挙上制限の主因は関節包を含む下関節上腕靭帯の短縮と肩甲帯周囲筋（特に前鋸筋，僧帽筋中部線維，広背筋）の筋力低下であると判断した．

2．介入

1）肩甲帯周囲筋に対して

肩甲帯周囲筋に対してわれわれは press out stretching を用いた．これは筋肉の走行に直角に徒手的に圧をかけ，筋肉の走行を変化させることで筋肉の伸張を行う手技である．大胸筋や上腕三頭筋といった押し出す方向に空間がある筋肉には，より大きな伸張作用が働くが菱形筋や肩甲挙筋といった押し出すスペースがほとんどない筋肉も，持続的な圧を加えることで Ib 抑制を利用した伸張作用が生じ，筋緊張の軽減を得ることができる．

2）関節自体へのアプローチ

肩甲上腕関節の joint play 低下に対しては，関節内のすべり動作を徒手的に引き出していく（図8）．また，これらの操作において同時に関節包の伸張

第Ⅳ部 症例報告—疾患別 ROM 治療の実践

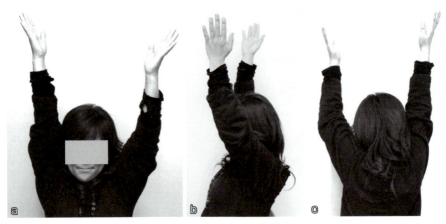

図7 介入前の自動挙上
a：正面，b：側面，c：後面

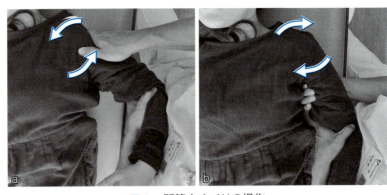

図8 関節内すべりの操作
a：上腕骨頭外側に置いた手で骨頭を矢印の方向にすべり込ませる．また肘窩に置いた手は上腕骨を外側に押し出す
b：腋窩に入れた手で上腕骨頭を外側に回旋させる，逆に肘窩に置いた手では上腕骨遠位端を内側に回旋させる
これらの操作は外転・内転方向に対する手の操作であるが，屈曲・伸展方向，また内旋・外旋方向にも同様な操作を行う

も意識しながら行う．同様に広義肩関節に対してもすべり動作を加えていく（図8）．

　下関節上腕靱帯（Inferior Glenohumeral Ligament：IGHL）に対しては，直接的に 3rd position での内旋方向へのストレッチを加えていく．この靱帯が短縮している場合は水平内転制限も同時に起こるため，水平内転 90°位からの内旋に加えて下垂位から挙上位にかけての内旋も行っていく．また水平内転 90°を超えた位置での下垂位から挙上しながらの内旋も行い，広く IGHL の伸張を行う．自主訓練は図9に示すように行う．

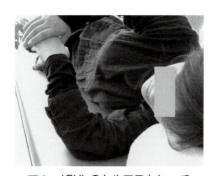

図9　IGHLのセルフストレッチ
患側を下にした側臥位を取り，肩関節屈曲90°位から内旋を行う．このとき健手を患手に乗せることでわずかな荷重負荷をかける．1回につき30秒程度の保持を行い3～5回を1セットとして行うよう指導する

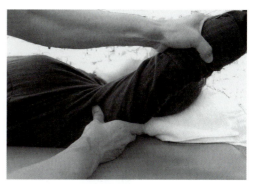

図10　骨頭位置調整しながらの挙上
挙上時に上腕骨頭を上方に押し込み，変位を調整することで疼痛の軽減をはかる

3）自動運動による拮抗筋へのストレッチ

　肩関節挙上の拮抗筋である広背筋，大円筋，肩甲下筋，上腕三頭筋を総合的に伸張するために最大伸張位に保持し，また，挙上に伴う胸郭の挙上を阻止するために作業療法士の手で胸郭を保持する．その状態における最大屈曲位で保持するよう自動屈曲を数回行う．胸肋関節，肋椎関節を固定した状態で，前述の拮抗筋が相反神経抑制により筋緊張の低下と筋伸張が行われる．

4）上腕骨頭の位置調整による関節可動域

　上腕靱帯（Glenohumeral Ligament：GHL）や関節包に短縮などが認められるときにoblique translationによる上腕骨頭の変位が起こることを前述したが，図10に示すように，挙上時に上腕骨頭を腋窩から上方に押し込み変位させている．症例のIGHLの短縮により，関節内の転がりが低下し前上方に疼痛を発生させている．そのため，上記の操作により疼痛の軽減をはかる．

3．結果

　症例は，早期から肩関節を固定した状態で部分的に職業復帰した．そのため，下部関節包を中心として拘縮が発生しかけたが，早い対応で拘縮は軽度で職業復帰している．しかし，業務の中だけでは完全な拘縮の改善には至っていない．フォローアップ時の介入により図11のごとくROMは屈曲・外転ともに165°まで改善し，自覚的に早い関節運動が可能になる．しかし図9に

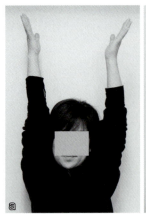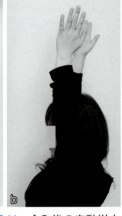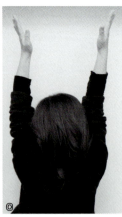

図11　介入後の自動挙上
a：正面，b：側面，c：後面

もあるように，拘縮の原因を積極的に改善するよう自宅で継続して行えるシンプルなプログラムを提供することが必要である．

考察

　骨折のROM治療で最も重要な要件は拘縮を引き起こさないことであり，拘縮が発生する前に安全に関節運動を遂行することである．そのためには解剖学・生理学・運動学の現場で使える知識が必要である．関節を運動させている中でも，あたかも皮膚の上からX線をみているように透過視できるよう知識と経験を積むことが望ましい．また評価と治療は一体で，一つひとつの治療で症状と手技の評価を行い，治療に対する変化を感じ取り対応していくことが，骨折に対してのROM治療の成功にかかわるといえる．

文献

1) Rene C（著），荻島秀男（訳著）：運動器の機能解剖．医歯薬出版，pp103-133，2000
2) 赤羽根良和（著），林　典雄（監）：肩関節拘縮の評価と運動療法．運動と医学の出版社，pp1-42，2013
3) Matsen FA, et al：Glenohumeral joint stability. Rockwood CA, et al（eds）：The shoulder. WBSaunders, pp611-754, 1998
4) 佐藤真一，他：骨折における上肢機能へのアプローチ．山本伸一（編）：疾患別作業療法における上肢機能アプローチ．三輪書店，pp107-117，2012

2．橈骨遠位端骨折

有泉宏紀，井上稚菜，佐藤真一

疾患の特性

　橈骨遠位端骨折は，大腿骨頸部骨折，圧迫骨折，上腕骨近位端骨折とともに四大骨折の1つに挙げられている．中高年以降，骨粗鬆症や身体機能低下による転倒時に受傷することが多い．また，若年者ではスノーボードなどのスポーツ時によく起こる骨折である．骨折後はギプスによる保存療法もあるが，骨転位の程度により観血的整復固定術（以下，ORIF）が選択される．

　保存療法では，一般的に骨転位が少ない骨折が適応となる．患者にとっては手術療法と比較し感染症などのリスクが少ない治療法である．しかし，一定期間ギプス固定などの外固定が必要となり，固定期間中のROM制限，炎症反応による腫脹・熱感・疼痛，局所の圧迫による神経症状の出現などの二次的な障害が誘発される．また，ADL上でも外固定による使用制限があり，健側のみでの活動や代償動作・介助が必要となり治療上でも配慮が必要となる．

　ORIFでは，骨転位の著しい骨折や整復位を保つのが困難な骨折，骨への血行障害，神経損傷が疑われる場合に適応となる．術前後の管理が必要で手術侵襲に伴う患者への負担が大きく，さまざまなリスク管理が必要となる．しかし，骨折部の強固な固定が得られ，早期から積極的なリハビリテーション（以下，リハ）を行うことができるという利点がある．特に，内固定器具の改良・進歩で，リハの開始時期がより早くなり，安静による廃用性症候群の予防が可能となり保存療法に比べ治療期間が絶対的に短くなるといった利点がある．近年では内固定として掌側侵入式のLocking Compression Plate（LCP）が多く用いられる．LCPの利点は術後早期から自動運動が開始できるところにある．術後に認められる合併症として痛覚過敏，浮腫，発汗の亢進，ROM制限などの症状を呈する複合性局所疼痛症候群（Complex Regional Pain Syndrome：CRPS）がある．

評価・治療のポイント

ROM評価のポイントは，手関節とそれ以外の肘関節，肩関節も評価が必要なことである．

1．作業療法評価

問診で得られる情報は患者治療の最初の評価である．骨折の受傷機転と受傷後の経過，骨折に対する治療方法，骨折部の固定肢位と固定期間などを聴取する．合併症の有無や服薬状況，また受傷前の生活状態の収集・聴取も重要な項目である．

手関節は道具の操作には欠かせない関節である．生活の中では，前腕の回内，回外，手関節の掌屈，背屈，橈屈，尺屈を単関節の運動ではなく複合的に使用している．たとえば，口に物を運ぶときの角度の調整や，衣服などの把持，ボタン操作での調整など多種・多様な組み合わせで使用しているために一部の関節のROM制限が生じると顔が洗えない，パソコンが打ちにくい，自転車に乗れないなど生活で支障をきたす．また，それを補うために肩関節・体幹の運動で代償しようとする．「動作ができなくて困っている，いままで同様に行えない」という問題点の焦点化を行いADL，APDL（日常生活関連動作）を把握し，その問題点を理解する必要がある．機能面ばかりに目を向けず生活にも着目し治療していくことが大事である．

2．関節可動域の評価

手関節のROM評価は，骨折時のX線写真，術後X線ともに確認し，橈骨手根関節，遠位橈尺関節，手根間関節の位置関係を把握し可動域の評価を行う．術前のX線をみるポイントは，外力による骨転位の状況や筋収縮による骨転位，骨折による靱帯損傷可能性の確認である．術後のX線所見では固定器材の確認と整復状況，また，新たな位置関係と関節面の損傷程度を確認することが必要である．それらの情報をもとに橈骨手根関節の関節裂隙が狭小していれば掌屈・背屈のROMの低下，特に掌屈での低下の可能性を推測しうる．手根骨には外来筋以外にも手内在筋の起始停止がある．大菱形骨，舟状骨には短母指外転筋，母指内転筋，母指対立筋，短母指屈筋の付着があり，有鉤骨には短小指屈筋，小指対立筋の付着があるので各手根骨の関節の動きの評価と筋の弾性の評価を踏まえたROM評価が必要である．

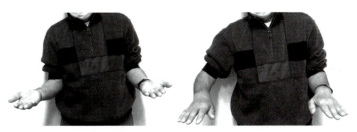

図1　肩関節の代償を伴う回外・回内

　手関節の評価以外にも前腕の回内，回外，肘関節の伸展，屈曲の評価も必要である．前腕の回内，回外の運動は尺骨に対して橈骨の回旋により起こる．また肘関節伸展位では肩関節の外旋，内旋の運動が起こってしまうので肘関節90°での回内・回外の評価は重要である．手の受傷後，または手術後から疼痛に起因する不動による防御姿勢が認められ，その肢位は肘関節屈曲，前腕軽度回内で体幹に固定する．この肢位を保持するために肘関節の屈筋群と伸筋群を持続収縮するため筋の短縮，関節拘縮も発生する．結果として肘関節のROM制限が認められるようになる．肩関節では手を体幹に近づけ保持する，または受傷後から手の使用頻度が減少するので肩関節の使用機会も減少する．更衣動作などで使用する以外には，上肢挙上位で使用することが身辺動作の中でも減少する．また図1のように前腕の回外・回内のROM制限を肩関節で代償使用するので動作を確認する必要がある．

3．腱滑走と感覚の評価

　術後のROM治療においては，癒着と感覚障害に留意する．橈骨遠位端の掌側面ではLCP上に長母指屈筋，方形回内筋が走行している．ORIFにより長母指屈筋の腱癒着が起きやすいため，手関節背屈位でのMP・IP同時伸展が最終域まで可能か確認する必要がある．

　橈骨遠位端骨折受傷後に正中神経の直接的な損傷，または浮腫による圧迫で損傷を引き起こすことがある．そのため，正中神経領域での感覚評価も必要である．正中神経が損傷されると指先のしびれ，感覚鈍麻の訴えが聞かれる．またCRPSの診断基準は厚生労働省のCRPS研究班によって提唱された指標がある．① 皮膚・爪・毛のいずれかに萎縮性変化，② ROM制限，③ 持続性ないしは不釣り合いな痛み，しびれたような針で刺すような痛み，知覚過敏，④ 発汗の亢進ないしは低下，⑤ 浮腫の5項目があり，その中で2項目が当てはまるとCRPSであるとされている．正中神経損傷との鑑別は感覚検査，ティネル徴候（tinel sign）などで行う．

治療

症例は60歳代の男性，左利き，右橈骨遠位端骨折，LCP固定を施行．職業は営業，趣味はゴルフ．交通事故で右手をついて受傷，強い痛みと変形を認めたため当院に救急搬送された．X線の結果，橈骨遠位端骨折と診断され，LCPを使用しORIFを施行された．

術後4日で作業療法が開始された．当院のプログラムは術後4日で手指，肘，肩関節のROM治療を開始，術後1週で手関節のROM治療を開始する．

1．作業療法評価

手術後1週までは，訓練時以外は疼痛を軽減する目的でシーネを装着し，生活動作全般を利き手の左上肢のみで行っていた．洗顔，整容動作では，右上肢のみでの動作となり頸部，体幹の回旋動作を行い補っていた．入浴が行えないため，清拭介助を必要としていた．病室では仕事のパソコン作業を片手動作で行っていた．術後2週で自宅退院し，以降，外来通院でリハを継続した．

仕事の関係上，自動車の運転と自動販売機からの集金があり，両手での細かい動作，2, 3 kgの道具の保持も必要とした．早期の仕事復帰を目指し，ADLでは受傷前同様に両上肢を使用しての自立を目標に治療開始した．

2．関節可動域評価

術後X線では，関節面は整復され橈骨・尺骨の位置関係も良好であり，橈骨手根関節裂隙も正常であった．術後1週のROMは表に示したとおり自動で掌屈20°，背屈40°であった．回内・回外は55°であった．回外時には図1のように肩関節内転，外旋，体幹側屈の代償動作が，また回内時には肩関節外転，内旋の代償動作を伴っていた．前腕を体幹に固定していたため上腕二頭筋，上腕三頭筋，大胸筋，僧帽筋などが過剰収縮していた．また，肘関節を屈曲していたため腕橈骨筋，前腕近位部で方形回内筋や長母指屈筋周囲の緊張が高く弾性が低下していた．

3．腱滑走と感覚の評価

母指のROMは，術後4日の時点でMP関節伸展位からIP関節伸展が最終

表　関節可動域の推移

	術後1週	術後1カ月	
		訓練前	訓練後
手関節掌屈	20°	40°	50°
背屈	40°	40°	55°
橈屈	10°	25°	25°
尺屈	20°	25°	25°
前腕回内	55°	65°	80°
回外	55°	65°	80°

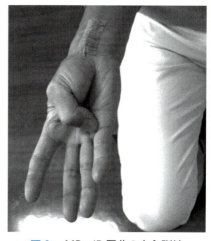

図2　MP，IP屈曲の自主訓練

可動域まで行えず，角度はIP関節伸展−30°であった．MP関節伸展位からIP関節伸展を他動で作業療法士が行うと疼痛と滑走抵抗を認め，筋の癒着がすでに発生していた．感覚は正中神経領域で痛覚，触覚ともに検査では5/5だがparesthesiaを認め，術後腫脹による圧迫と評価した．

介入

1．ROM治療

1）術後4日作業療法開始

　術後4日，手関節のROM改善に向け外固定を訓練時のみ除去し開始した．まずは長母指屈筋腱の滑走訓練を行う．他動・自動で母指，MP関節，IP関節のROM治療を行う．母指MP関節を最大伸展位で固定し，そこからのIP関節の自動屈曲・伸展を行った．開始当初は疼痛と抵抗感を認めたが，徐々に改善し抵抗が消失するとともに腱滑動は回復した．図2のように自主訓練ではMP・IP関節最大屈曲から最大伸展運動を行うため，指導は母指対立運動で小指のMP関節を目指しIP関節を屈曲，その反対にIP関節伸展位で母指を最大位橈側外転するように行った．

　手根骨には手内在筋を中心とした筋の付着があるため，筋の走行を意識しながら伸張し，ROMも各手根骨を把持しながら平面関節の可動性を確認しながら実施した．

　肘関節の治療では，屈曲位，中間位，伸展位の各方向での上腕二頭筋，上

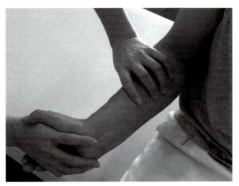

図3　手関節背屈・回外で橈側手根屈筋，尺側手根屈筋，回内筋の伸張

腕三頭筋，腕橈骨筋の伸張を行う．円回内筋や長母指屈筋の前腕付着部での伸張も痛みのない範囲で回外位をとり行っていく．

肩関節の治療も同様に，防御収縮による内転肢位での大胸筋，僧帽筋の緊張を改善するように伸張し，肩甲骨周囲の筋の伸張も左右比較しながら行う．

2）手関節のROM治療

術後1週以降，手関節のROM治療を開始した．固定期間による橈骨手根関節裂の狭小を考慮し，手関節を徒手で牽引しながら掌屈・背屈・橈屈・尺屈を行っていく．その際に，前腕の掌側を肘関節周囲から手掌に付着する筋の伸張を行う．特に，長母指屈筋，回内筋，橈側手根屈筋，尺側手根屈筋は手関節，母指の動きに関係するので重要である．図3のように作業療法士が他動で手関節を背屈し，橈骨手根関節を牽引しながら拮抗筋である橈側手根屈筋，尺側手根屈筋の伸張も行う．回外は円回内筋，腕橈骨筋，上腕二頭筋の伸張を肘関節伸展位で行っていく．回外，回内の訓練を橈骨の回旋を意識しながら，橈骨・尺骨の遠位部を保持し介助しながら反復した．また，遠位橈尺関節の離開や手根骨の可動性の確保も重要で関節内運動の促進を行った．この時期は，患部に熱感，腫脹が認められるため，訓練後はアイシングを実施した．

ADLでは，食事での茶碗保持や更衣動作での両手指の使用を促した．肩関節，体幹の代償は回外，回内の角度，痛みの有無により変化するので経過を追いながら徐々に代償動作を軽減させていった．

2．結果

術後1カ月後には，受傷時からの手関節の固定期間により上腕，前腕の筋

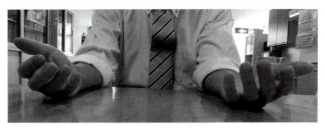

図4　介入前の回外

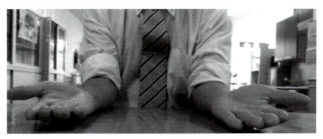

図5　介入後の回外

群の短縮が認められたが，治療の結果，ROM は訓練前後で表，図 4, 5 に示すように回復した．手関節の ROM の改善が肩関節の代償的な動作の軽減につながり，前腕の回内，回外の改善は肩関節，体幹の代償動作の改善にもつながった．また図 6 で示すように長母指屈筋腱の滑走も改善し，手関節伸展位で母指 MP・IP 関節の同時伸展が可能となった．手関節，前腕の改善により非利き手ではあるが，茶碗の保持，両手での洗顔，ボタン付きの衣服の着脱にも両手を使用し，体幹の代償動作もなく受傷前の動作に近づき改善した．2 カ月後の掌屈と回外の状態は図 7 に示す．

考察

骨折による固定での ROM 制限は，単にその関節の問題ではなく，その前後の関節を含めた多角的な視点と ADL，APDL で何が困っているのか，仕事や趣味で何が必要なのかという問題点も重要である．解剖学・運動学で回内，回外，掌屈，背屈など手関節，前腕の関節運動はどのように連結していくのかや骨の形状など，ROM 治療を行うのに重要な知識を深めていくことが重要である．隣接関節，代償動作も評価を行うことが受傷前の動作レベルまでに改善するために必要と考える．

第Ⅳ部　症例報告―疾患別 ROM 治療の実践

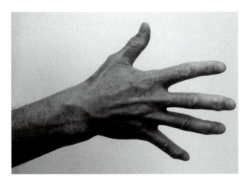

図6　MP 関節伸展での IP 関節伸展

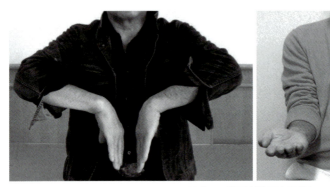

図7　2 カ月後の手関節掌屈と回外

文献

1) 松野丈夫，他（総編集）：標準整形外科学．医学書院，2014
2) ジョセフ・E・マスコリーノ（著），丸山仁司（監修）：筋骨格系の触診マニュアル．ガイアブックス，2013
3) I. A. Kpandji：カパンディ関節の生理学．医歯薬出版，pp77-165，1986
4) 整形外科リハビリテーション学会（編）：関節機能解剖学に基づく整形外科運動療法ナビゲーション　上肢・体幹　改訂第 2 版．メジカルビュー社，2014

3. 拘縮肩

有泉宏紀，青山俊喜，佐藤真一

 疾患の特性

　肩関節の拘縮は若年から中高年まで幅広くみられる障害である．若年では投球などを中心としたスポーツ障害よるものが多い．中高年では四十肩，五十肩といった肩関節周囲炎，肩を殴打したときや加齢とともに起こる腱板断裂，脳梗塞片麻痺により本来の動きができないために拘縮を引き起こすケースもみられる．

　拘縮肩の初期では動かす方向により疼痛が発生する程度であるが，徐々に可動性を失い痛みも持続的に発生し，夜間痛により不眠となることもしばしばみられる．また，肩関節が自由に動かなくなるだけでなく関連した関節などにも影響を及ぼす．たとえば肘関節，頸部，体幹筋も肩関節の疼痛もしくは拘縮による代償動作の影響で筋の緊張を普段より高めてしまうことや，肩関節とは違う部位に痛みを発生させ，疼痛により使用頻度が減少する．しかし，生活では洗濯物を干す，髪を洗う，顔を洗うなどいろいろな場面での使用は不可欠である．そのため痛くないように肩を動かそうとし，ほかの部位で代償する．体幹を反らす代償や反対の上肢だけでなんとかしようとする．徐々に使用されなくなる三角筋は機能低下を起こし筋線維が細くなり結果として筋力が低下する．しかし，肩関節挙上で使用する動作もあるので肘関節を屈曲し上腕二頭筋，上腕三頭筋，腕橈骨筋を代償使用して肩を挙上し，安定させようとする．肩関節のROMがさらに減少し関節包，靱帯の弾性が失われ関節裂隙が狭小化する．肩峰下でのインピンジメントも発生し疼痛も増強してくる．いくつかの原因が重なることで負の循環となり1，2カ月もすれば保存療法のみでは解決できないほどの拘縮と疼痛が発生する場合もある．

　肩関節のROM低下による機能障害に引き続き生活障害まで引き起こす．よって肩関節の治療には単関節としての治療アプローチではなく機能的な特徴を踏まえたROM治療が必要となる．

評価・治療のポイント

評価のポイントは肩関節とそれ以外の関節，体幹の評価も重要であり見落としてはいけない．肩関節の評価から入ると全体的な側面が見えなくなることがあるので注意したい．

1．関節可動域の評価

全方向検査が必要である．その理由は可動域を知ることで活動での制限がイメージしやすいことと，その結果からさらなる問題点の発見につながることである．屈曲の ROM 制限があれば，拮抗筋である伸展筋群を精査する．拮抗筋の短縮により主動作筋の ROM 制限が生じている可能性があり，広背筋の伸張制限による肩関節屈曲制限を引き起こす症例は比較的多く存在する．

2．関節包の評価

関節包の評価は，肩甲骨の動きを抑制し肩関節内転位での内旋，外旋を行い，制限があると関節包，上腕靱帯の短縮がわかり，上腕骨頭の関節内での遊びが少ないことが評価できる．上腕骨頭は関節上腕靱帯，関節包，筋により肩関節を肩甲骨，鎖骨とともに構成している．肩関節には数多くの靱帯があるがほかの関節ほど強固な固定ではないため屈曲・外転それぞれ 180°と ROM が広い唯一の関節である．

筋や靱帯，関節包が短縮，拘縮を起こすと ROM は極端に低下する．肩を殴打もしくは何の既往もないのに疼痛が出現し，それが続くと疼痛から体を守るために防御収縮が起こる．その1つの動作として，大胸筋が過剰に働き腕を抱えるよう前面で守ろうとする．そして骨頭は前方に変位する．関節包も前述のとおり弾性がなくなり，可動性が制限される．特に後方への運動の水平伸展などが行いにくくなる．また肩甲骨では，菱形筋などの内転筋群が伸長され僧帽筋の上部線維は逆に過剰に収縮し外転，上方回旋を強める．骨頭が前方に押し出されるようになるので結節間溝での上腕二頭筋の痛みの有無の確認が必要である．

3．体幹の評価

体幹の前面では大胸筋，肋間筋の柔軟性，胸郭の可動性が重要である．体

幹の後面では体幹回旋の左右差の評価が必要である．これは広背筋の短縮などが体幹と肩甲骨にどの程度影響を及ぼしているかを評価する．広背筋は下位胸椎，腰椎，肩甲骨から上腕骨の前面に付着するので筋短縮が起こると体幹，肩甲骨まで影響が出てくることがわかる．

僧帽筋は外後頭隆起から第十二胸椎まで続き，停止は鎖骨の外側 1/3，肩峰，肩甲棘である．僧帽筋も体幹の後面の筋では広背筋同様に大きく上部，中部，下部線維と分かれる．僧帽筋の短縮，機能低下により体幹の可動性，肩甲骨の動きに作用してくることがわかる．体幹を患側とは逆方向に回旋させると肩関節は広背筋の短縮により前方に引かれてくる．

ROM 治療

症例は 50 歳代，女性，左肩関節周囲炎，事務仕事，趣味テニス，右利き．現病歴は受診する 3 カ月前に家事動作で肩関節に痛みを覚え，なんとかなると思いそのまま自宅で経過観察したが，徐々に肩の挙上困難となる．また夜間痛が増強し頻繁に目が覚めるようになり整形外科を受診．上記診断があり関節包内へのステロイド・局所麻酔剤の注射施行後，作業療法が開始となる．開始時の状態は，注射後は痛みがやわらぎ，少しは動かせるようになっていた．

1．作業療法評価

ROM 制限は表に示す．主訴は痛みと ADL・仕事で支障をきたしていることであった．また，夜間痛による覚醒のため連続して眠ることができていなかった．動作時は各方向に 30°以上動かすと疼痛を認めた．ADL では洗顔，洗髪など両手を使用しての動作が行えず右上肢のみ使用，更衣動作は左上肢の挙上が行えないので左上肢から袖を通し体幹，頸部を屈曲，側屈などの代償動作で遂行していた．家事動作では掃除，料理など主婦としての仕事は利き手のみで行うことが多く不便な点が多かった．仕事は事務仕事で一定の角度で上肢を固定してのパソコン業務と物を運ぶことが多く，疼痛のため連続して行えず支障をきたしていた．

2．関節可動域評価

肩関節屈曲自動 65°/他動 70°，内転－10°/－10°，外旋では頭の後ろで手を

表　関節可動域の推移

	治療開始日		3カ月
	開始時（°）	訓練後（°）	訓練後（°）
肩関節屈曲	70	110	150
外転	65	100	140
伸展	20	35	50
外転外旋	30	45	80
外転内旋	30	40	75
水平伸展	−10	10	30
水平屈曲	75	90	120

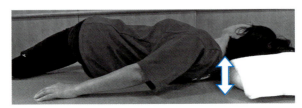

図1　介入前の体幹回旋による肩関節の位置

なんとか組めるが，外旋というより肘が外に開かず屈曲で行っていた．肩関節内旋では殿部に手が届く程度で体幹軽度前屈の代償動作もみられていた．また自動・他動運動すべてにおいて疼痛を訴えた．特に肩関節内旋，外旋で疼痛の訴えが強かった．

3. 肩関節の評価

　疼痛による防御姿勢のため，腕を前面で抱えていたため大胸筋が過度に収縮し骨頭は前方変位していた．骨頭を動かすと左右で差があり，右側は抵抗と痛みなく動かせるが，左側はそれに比べ可動範囲が狭小し，また疼痛を訴えた．肩関節屈曲に伴い胸郭の動きも減少し，肋間筋を伸長すると局所に疼痛を認めた．

　図1のように体幹の回旋では右方向へ行うと肩関節がベッドから浮いている．これは広背筋が短縮し伸張性低下のため付着している上腕骨，肩甲骨も回旋時に引かれていることが原因と考えられる．肩甲骨の位置は外転，上方回旋し左右差があった．僧帽筋上部線維の緊張が高く過剰に収縮し肩甲骨を上方に変位させた．腸腰筋の伸張制限に起因する股関節の伸展制限も認めた．

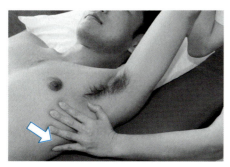
図2　肋間筋に手指を当て下方への伸張

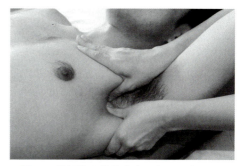
図3　前鋸筋を前後左右に軽く母指を押しあて伸張

介入

痛みを軽減し，主婦としての家事動作が両手で行えることを目標に介入した．

1．広背筋，僧帽筋の短縮の改善

　肩関節の治療を行う前に腸腰筋，広背筋の弾性を改善するために伸張を行う．股関節伸展で腸腰筋を伸張し胸椎・腰椎の可動性を出してから，広背筋を伸張する．体幹の回旋を行いながら肩関節を抑えると，反対側にはない疼痛を認めた．これらの操作により，伸張され肩関節の回旋に伴う挙上が改善した．この段階で肩関節を他動で屈曲すると可動域は 20°改善していた．
　内転の ROM 改善のため僧帽筋上部線維の伸張を行う．上肢を体幹に付けるように押しあてると僧帽筋上部線維の筋の緊張が高いことがわかるため，そこから指で僧帽筋を挟むように伸張した．

2．肩甲胸郭関節からの肩関節の改善

　屈曲 90°位で内外肋間筋の伸張を行うと，軽く伸張した場合痛みの訴えが聞かれる．図2のように作業療法士が肋間にあわせ各指を軽く押しあて，そこから下方へ伸張させる．改善してくると徐々に疼痛の訴えがなくなる．前鋸筋は胸郭から肩甲骨に付着しており肩甲骨の可動性に大きな役割をもっている．図3のように，肩関節屈曲 90°位で腋窩から側腹部で触診できるのでそこから作業療法士は肩甲骨と肋骨の間に両母指を押しあて前後左右に伸張させる．側臥位で同様の肢位をとり行うこともできる．最初は伸張痛が聞か

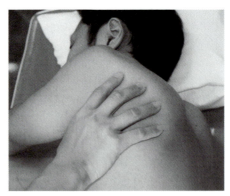

図4 側臥位での棘下筋，小円筋の伸張
母指を腋窩側からあて，示指から小指までを肩甲棘の下から肩甲骨上にあて伸張する

れるが徐々に改善する．

3．肩関節の ROM 治療

　各運動方向とも拮抗筋の短縮が原因での ROM 制限と考えられるので拮抗筋の伸張を中心に行う．前面では大胸筋，小胸筋をつかみ，後面では広背筋，大円筋，小円筋，棘下筋を挟むようにつかみゆっくりと圧をかけ伸張する．疼痛が発生するまで強く挟むと防御収縮を起こすので注意したい．

　外旋筋の伸張は図4のように側臥位または腹臥位で棘下筋，小円筋を母指で腋窩側からあて，示指〜小指は肩甲棘の下側から下角に向け挟むように軽く圧を加え伸張する．伸張痛の訴えが特に強く聞かれる部位であるので，防御収縮に気をつける．

　上腕骨頭を動かしていくが，前方に変位していることが多いので，腹臥位か側臥位で上腕骨頭を後方へ引っ張るように伸張していく．すでに棘下筋・小円筋が伸張されているので後方に引っ張り出すことができる．関節包・関節上腕靱帯の拘縮があるので，なるべく持続的に 3〜5 分程度は牽引を行う．

4．自主訓練指導

　自宅でも行える肩甲骨の運動と肩関節の運動などを指導する．肩甲骨の運動は外転と内転を反復して行ってもらった．背臥位になり肩関節外転 90°位，肘関節屈曲 90°で水平内転から水平外転と床を押すように反復して 10 回×3

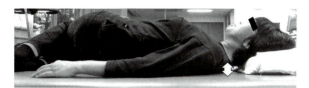

図5　介入後の体幹回旋による肩関節の位置

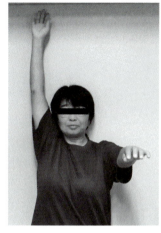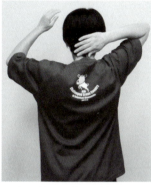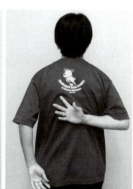

図6　介入前の屈曲，外旋，内旋

セットを指導した．肩関節の運動は座位で上腕骨頭の回旋を行い，腱板筋の収縮と関節包の伸張を促すために平泳ぎの手の運動を1日に何回か30秒程度を1回として指導した．

結果

表に示すよう1回の訓練で他動ROMは20〜30°，自動ROMも15〜20°は改善する．疼痛は残るが軽減し，自動挙上の改善につながっている．これは機能不全に陥っていた筋が伸張され本来の弾性を取り戻して，筋力発揮が行えるようになったと考える．広背筋，僧帽筋の過度の収縮を軽減し弾性を取り戻すと，上腕骨の運動時に正常な肩甲上腕リズムの出現を促すことが可能となる．この肩甲上腕リズムを取り戻すことが肩関節を安定させ，上肢・体幹の協調的な筋力発揮を促す．3カ月間，週2回の作業療法と上記の自主訓練を行い図5〜7で示すような改善がみられた．ADLは両手での動作が可能になり，洗髪も疼痛を誘発することなく行えている．家事動作では以前同様に洗濯物干しも掃除も両上肢で行えるまでに改善した．仕事では連続し上肢

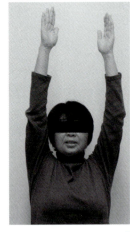
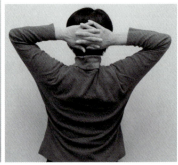
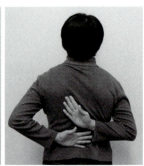

図7　介入後1カ月の屈曲，外旋，内旋

を固定して使用できるようになり，また重い物ももてるまでに改善した．

　家事動作が疼痛を気にせず行えるようになったことは，家族の負担の軽減につながった．再度疼痛による拘縮が発生しないように，引き続き自主訓練は数カ月継続するように指導した．

考察

　臨床ではこのように肩関節拘縮として治療するのではなくほかの隣接関節，ADL，APDL にも評価の目を向けることが必要である．狭義の肩関節ではなく広義の肩関節として体幹，頸部との連結も考えていくことが重要である．

　また肩関節の機能面ばかりを評価し治療を行うと，対象者の考えと開きが生じてしまう．ROM が拡大したとこによる作業療法士の満足度と患者の考える生活で使える上肢としての満足度に差があるためである．生活動作で何に困り支障をきたしているのかを見極め問題点を抽出していくことが，解剖学，運動学，触診とともに必要なことである．肩関節だけでなく体幹，肩甲胸郭，頸部などの関連にも注意し ROM 治療を今後も考えていただきたい．

文献

1) 中図　健（編）：上肢運動器疾患の診かた・考え方．医学書院，2011
2) 松野丈夫，他（総編集）：標準整形外科学 第 12 版．医学書院，2014
3) ジョセフ・E・マスコリーノ（著），丸山仁司（監）：筋骨格系の触診マニュアル．ガイアブッ

クス，2013
4) 佐藤真一，他：骨折における上肢機能へのアプローチ．山本伸一（編）疾患別作業療法における上肢機能アプローチ．三輪書店，pp107-117，2012

4. 脳血管障害—上肢（肩甲帯）

土居史和，森下和美

はじめに

　脳血管障害者の多くは，急性期からの長い経過の中で自己身体内部・外部環境への適応にさまざまな問題を抱えている．また，発症直後から感覚・知覚系，運動出力系のどちらにもなんらかの歪みを生じるため，結果的に運動の調整が困難になり，全身的に不必要な過剰努力となりやすい．そのうえ，代償的な身体戦略で活動に取り組む傾向があり，片麻痺者特有の運動パターンを呈しやすく，必要な情報がさらに得られにくくなるという悪循環に陥っているととらえられる．

　肩甲帯は，第Ⅱ部「1. 肩甲帯-肩関節」で述べているように，構造として自由度をもつことにより，バランスに貢献する一方で姿勢筋緊張の影響を受けやすい．また，人間のもつ優れた上肢・手の機能を発揮する基盤として重要なパーツであることはいうまでもない．

　本項では，肩甲帯の基本的特性などと脳血管障害者の特徴を考慮したROM治療の一部を述べる．

疾患の一般的な特性

　上述したように，感覚・知覚系，運動出力系の問題を生じる対象者は，姿勢保持のためのバランス機能にも影響を受ける．これは，言い換えれば，あらゆる活動を正確に行うための背景である姿勢制御の障害であり，時々刻々と変化する状況に応じて安定性と運動性を保障し続けることが困難となる．そのため，先行的・随伴的かつ自律的な調整が障害され姿勢を保持することに意識的な努力を要し，不必要・不適切な筋緊張の亢進を生じやすい．つまり，筋などは伸縮の幅を失い，姿勢制御をさらに困難にするため，運動や姿勢の応用性が低下する．

　また，脳血管障害はある程度の自然回復も期待できるが，それだけでは本

来のスムーズな活動に至らないことが多い．そればかりでなく，脳の可塑性や適切な運動方向を無視した介入，単一的な反復訓練・動作指導では不十分な結果にとどまり，実生活レベルに汎化されていないことが少なくない．さらに，場合によっては意識障害などにより長期臥床を強いられることにより，癒着や短縮・拘縮などの非神経的な要因によって起こる ROM 制限といった二次的障害を招くこともある．

 ## 関節可動域に関する当疾患の肩甲帯における特性

　脳血管障害は，低緊張や痙性などといった筋緊張の異常をきたし，病前と比較すると姿勢筋緊張・姿勢アライメント・運動パターンが多かれ少なかれ変化するだろう．先に述べたように，肩甲帯は構造的に自由度が大きいがゆえにそれらの影響を受け変位を生じやすいのが特徴である．

　脳血管障害者は，ベッド上の臥位においても環境への不適応を生じており，姿勢保持のために努力的な高緊張を伴う傾向にある．しかし，すべての筋が高緊張となるのではなく，低緊張や不動などが混在し，アンバランスな状態であることがほとんどである．

　肩甲帯周辺の筋では，前面の胸筋群・上腕二頭筋や後面の三角筋後部線維・上腕三頭筋・ローテーターカフ（以下，カフ筋群）などが伸縮性を失うことが多く，引っ張りあいのような関係になりやすい．これにより，上腕の内・外旋コントロールが機能しづらくなり，さらには肘関節における中間関節としての調整機能が損なわれることも少なからずある．このように肩甲帯周辺には筋の協調関係の崩れが生じるため，正常な肩甲-上腕リズムは阻害されやすい．このほか，精神機能面の状態や外部環境からの刺激によっても対象者の姿勢筋緊張は変化し，さまざまな要因が絡みあうことによって肩甲帯の問題をつくり出してしまう．また，肩甲帯周囲や肩に疼痛などの二次的障害を生じているケースも多く見受けられる．脳血管障害者の機能的な神経系ネットワークを再構築していくうえで，これらの問題は解決されるべき点といえるだろう．

 ## 肩甲帯における評価・治療のポイント

　肩甲帯の大きな役割の1つは，姿勢制御への貢献である．体幹と上肢・下肢を連結させ，特に上肢・手の操作-知覚探索器官としての機能を最大限に発

揮させることである．そのためには，体幹と四肢の連結は機能的であり，それと同時に可動性が保たれているかどうかが重要なポイントである．

第Ⅰ部「総論」では，ROMを向上させ，動きを引き出すためのポイントが以下のように述べられている．① 筋の長さを保ち，変位した筋アライメントを修正する，② 関節アライメントを整える，③ 姿勢アライメントを修正し，筋連結をより正常化した中で複合的関節運動を誘導する，④ 同時に中枢神経系との相互作用をもった姿勢筋緊張（postural-tone）を再構築する，⑤ 活動のための手と道具の一体化を目指し，知覚探索器官としての手を保障すること．これらを踏まえ，肩甲帯の評価・治療においてポイントとなる点を挙げる．

① 胸郭面上で肩甲骨の可動性が十分に保たれていること，② 正常な肩甲上腕関節などの可動性・アライメントが保たれていること（特に内・外旋コントロール），③ そのために体幹・上肢の筋を含めた肩甲帯に関与する筋群の調和関係が成立していること，④ 上肢運動時，肩甲-上腕リズムに基づいて肩甲骨・鎖骨・胸骨・上腕骨が複合体として協調機能すること，⑤ それを保障する体幹・下肢の安定性や肘-手との相互関係性も不可欠である，⑥ そして，課題の特性や環境に応じた選択的運動を獲得することも重要である．

これらの点は脳血管障害者の評価・治療のどちらにおいても考慮されなければならない．

評価・治療

1．症例紹介

60代，男性．
主病名：脳出血（左被殻出血），右片麻痺，失語症，嚥下障害．
図1は，発症後1カ月の状態である．

2．全体像

FIM：75点（運動53点，認知22点），Brunnstrome Stage：右上肢Ⅲ～Ⅳ，手指Ⅳ．病棟内生活は，車いすを使用し一部介助レベル．入浴は機械浴．ADLにおいて右手の使用頻度は少ない．高次脳機能：HDS-R 10点，MMSE 14点，コース立方体組み合わせテスト15点（IQ53.4）．そのほかの高次脳機能障害として，若干の注意障害あり．

後面　　　　　　　　　　　　　　　上方

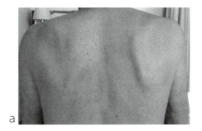
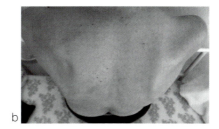

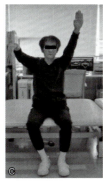
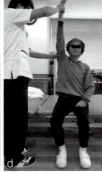
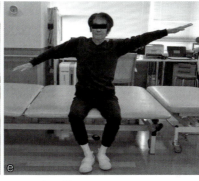
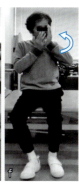

図1　介入前
a：後方からの視診；翼状肩甲，b：上方からの視診；麻痺側肩甲帯の筋萎縮，c：自動運動での両肩関節屈曲，d：他動運動での麻痺側肩関節屈曲．e：自動運動での両肩関節外転，f：洗顔動作（模擬）

3．評価

1）視診

　体幹は全体的に非麻痺側方向に変位し，左肩が前方へ位置した左右非対称姿勢である．麻痺側肩甲骨は翼状肩甲が顕著．非麻痺側に比べ，麻痺側の肩甲骨-上腕間の短縮がうかがえる．三角筋やカフ筋群は痩せた状態であり，筋活動は見受けられない．（図1-a，b）

2）関節可動域

a．肩関節屈曲

　自動ROM（座位）：110°（図1-c）．肩甲帯の挙上と肩関節の外転で運動を行い，肘関節の屈曲と肩甲帯の後退が目立つ．他動ROM：165°（図1-d）に比べROMが小さい．また，上腕骨の動きに先行して肩甲骨が上方回旋している．姿勢は全体的に麻痺側後方へ捻転しており，麻痺側下肢は外転・外旋位となっている．足部は内反傾向となり足底外側で過剰接地．麻痺側手は掌屈位となり，反応性は乏しく下垂している状態である．

b．肩関節外転

自動 ROM：75°．肩甲帯の引き上げがさらに顕著．このとき，肩甲骨の動きが阻害され，肩甲帯の後退と体幹の左側屈も観察できる．非麻痺側下肢は股・膝関節の屈曲を強め，左側身体の固定を強固にしている．麻痺側肘関節の動きを要求すると上肢全体の滞空が困難となる．対象者からは「重たい」とのコメントあり．また，時間の経過とともにさらに麻痺側上肢が下に落ちてきてしまう（図 1-e）．

3）洗顔動作（模擬）

顔面-麻痺手の接触が困難．指先に過剰な力が入っている．連続して行うとさらにそれを強め，肩甲帯の挙上と肘関節の屈曲が増強する．非麻痺手はぎこちない動作となり，顔面とのフィット感は乏しい様子であった．また，非麻痺側の肩甲帯が後退し，上肢は外転方向への過剰反応となっていた（図 1-f）．

4．問題点と治療の方針

1）問題点

体幹-肩甲帯周囲の低緊張による麻痺側上肢の滞空の低下．これにより比較的能力の高い手指は屈曲を強める，または上肢全体が下垂し，機能的な活動が阻害されている．これらの代償活動として麻痺側の肩甲骨-上腕間を縮めている．このことが上腕の内・外旋コントロールや上部体幹伸展の低下につながっている．さらには姿勢制御としての機能も阻害し，全身の非連結的な動きを助長している．

2）治療方針

肩甲帯の安定性と可動性を改善させバランス機能を獲得し，肩関節の自動 ROM を向上させる．そのうえで上肢・手の課題を行う．手の動きに対する従属した複合的関節運動（肩甲-上腕リズムに則った）を目指す．

具体的な治療プログラムは，肩甲帯の可動性（特に肩甲骨-上腕間の伸縮性）を引き出しやすい側臥位でのモビライゼーションを行い，背臥位では上腕の外旋に伴った肘関節の伸展を促通する．その後，ADL 動作につなげるために座位（抗重力位）へ展開し，activity 課題を行う．

5．治療

1）側臥位で肩甲帯の関節可動域を改善

麻痺側肩関節 90°屈曲位・肘関節伸展位で作業療法士の膝上に置き，両手で肩関節と上腕（三角筋）を把持する．挙上・下制・前方突出・内転・上方回旋・下方回旋と，抵抗が少ない方向から徐々に動かしていった．このとき，

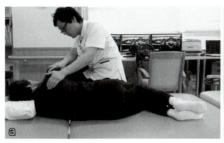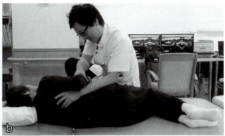

図2　側臥位での治療
a：肩甲帯のモビライゼーション，b：肩甲上腕リズムの誘導

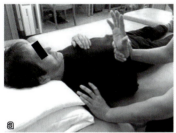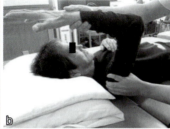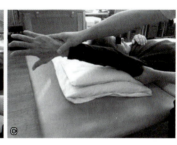

図3　背臥位での治療
a：肘関節を屈曲させ，上腕二頭筋の過剰収縮をコントロール，b：上腕骨頭を関節窩の中にもぐり込ませる，
c：肘関節伸展とともに肩関節の屈曲

　麻痺側の運動性を保障するための非麻痺側の安定性を向上させる（麻痺側胸郭を通じて支持基底面に対し圧迫を加える，図2-a）．次に，肩甲骨の上方回旋に伴う肩関節の屈曲と肘関節の伸展，肩甲骨下方回旋に伴う肩関節の伸展と肘関節の屈曲を繰り返す．
　注意点として，上腕を誘導する前に肩甲骨の動きが先行することである．本対象者は肩関節外旋筋の働きが弱く肩関節が外転してしまうが，何度か繰り返すと上腕の外旋コントロールとともに軽減してきた（図2-b）．

2）背臥位でのROM治療（上腕骨頭の正常な関節包内運動を促す）

　作業療法士の示指・中指・環指で上腕骨頭を，母指で三角筋後部線維を触診する（図3-a）．肘関節を屈曲し，上腕二頭筋の短頭に代償的な筋収縮が起こらないようにすること．その後，肩関節屈曲への運動の中で上腕骨頭を関節窩の中にもぐり込む方向へ誘導する．そこから，肘関節を伸展させながら肩関節をさらに屈曲させる．これをゆっくりと繰り返す．常に肩甲帯の安定性を保障し続けるために，作業療法士が把持している上腕から関節窩に対し軽く圧迫を加えながら行う（図3-b，c）．
　上肢を下ろしていくときは，肩関節の外旋を誘導しながら肘関節を屈曲させる．筋の粘弾性の増加や上腕骨頭の動きを確認しながら何度か繰り返すと，

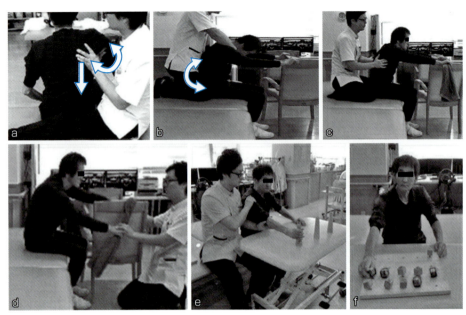

図4　座位での治療
a：上腕と腋窩後壁の伸縮性の確保，b．棒を把持し，骨盤の前・後傾に伴う体幹の抗重力伸展活動の誘導，c：タオルを把持し，骨盤体幹の誘導と拭く活動，d：複合的な上肢活動，e：リーチの誘導，自律的なリーチ活動

上腕の外旋コントロールとともに肩関節の外転が軽減してきた．

3）座位で円筋群と上腕三頭筋長頭間の筋膜癒着を改善

腋窩後壁を構成する小円筋・大円筋・その表層に覆いかぶさっている広背筋と上腕三頭筋間の伸縮性の改善をはかる．上腕の内・外旋の動きにあわせて，肩甲帯-上腕間を引き離し，また，近づけるようにゆっくりと交互に動かす．このとき，体幹の安定性を保障するために作業療法士は肩甲帯から坐骨に圧迫を加えながら行う（図4-a）．介入後は，上腕三頭筋と腋窩後壁の伸縮性の向上とともに，上腕の外旋と上部体幹の伸展が促通された．

4）上肢活動課題における肘関節伸展コントロールと手指巧緻性の改善

両上肢で棒を把持し椅子の背もたれに置き，作業療法士は後方から骨盤の前傾・後傾に従属した体幹の屈伸を促す．骨盤の前・後傾に伴い麻痺側肘関節が屈曲しないこととした（図4-b）．肘関節伸展での保持が可能になってきたため，柔らかく形状が変化しやすいタオルに変えた．たわまないよう把持しながら同様に体幹・骨盤の動きを誘導し，麻痺側肘関節が伸展位で保持できるようにした．

次に上肢の両側同時活動として，椅子の背もたれを前後に拭く活動を行った．ここでは，体幹が安定した中での肘の分離運動（肘関節の屈曲・伸展）を促通する．その後，両側交互活動（左肘関節伸展-右肘関節屈曲，左肘関節

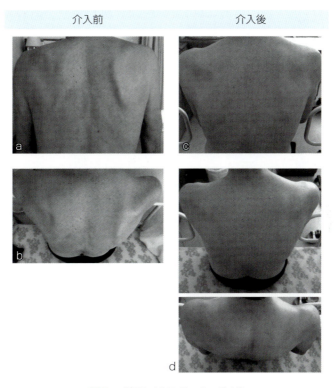

図5 　結果（介入前・後の比較）
a：介入前の後方からの視診；翼状肩甲，b：介入前の上方からの視診；麻痺側肩甲帯の筋萎縮．c：介入後の後方からの視診；翼状肩甲の改善．d：介入後の上方からの視診；麻痺側肩甲帯の筋のボリュームの改善

屈曲−右肘関節伸展動作による拭う活動）に展開した．上肢の動きに応じた体幹の抗重力伸展活動が可能となってきた（図 4-c）．

さらに，両側交互活動と前後移動を組みあわせ，より複合的な上肢活動に従属する体幹・股関節の動きを誘導した（図 4-d）．

最後に，座位でのリーチ活動（コーン〜ペグ）を行う．作業療法士は三角筋と上腕三頭筋の収縮を指標に，上肢が体幹から分離し，肘関節の伸展コントロールに基づいて対象物に向かうよう促す．肘関節の伸展コントロールを誘導することによって，手指の巧緻的なつまみ動作などの潜在能力を発揮することが可能となった（図 4-e，f）．

6．結果（評価から 2 週間後）

1）視診

①体幹の非麻痺側方向への捻転と左肩の前方変位は軽減され，左右対称的

表 介入前・後のROMの変化

	介入前	介入後
肩関節屈曲（他動）	165°	170°
（自動）	110°	165°
肩関節外転保持	75°	85°

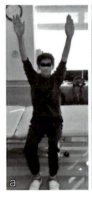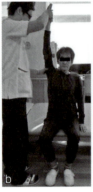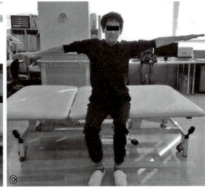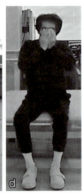

図6　2週間後再評価

な姿勢が向上した．
　②麻痺側肩甲骨の翼状肩甲は改善され，カフ筋群の筋収縮がうかがえる．
　③麻痺側肩甲骨-上腕間の長さを確保することができ，三角筋や円筋群は膨らみを取り戻した（図5）．

2）関節可動域（表）

a．肩関節屈曲

　自動ROMは110°から165°に改善．肩甲帯の挙上と肩関節の外転は減少し，肘関節の伸展コントロールが可能となった（図6-a）．他動ROMは170°へ向上（図6-b）．また，上腕骨の動きに伴った肩甲骨の動き（肩甲-上腕リズムに則した）がみられるようになった．体幹は麻痺側後方への捻転は改善され，左右対称的になり，麻痺側下肢は外転・外旋位が介入前に比べ正中位で支持できるようになった．麻痺側手は，背屈位となり本来の反応性を取り戻している．

b．肩関節外転

　肩甲帯の引き上げと後退，体幹の左側屈は軽減し，非麻痺側下肢は正中位で支持されている．麻痺側肩甲帯の挙上は残存しているが，肘関節は伸展コントロールが可能となり，動きを要求しても上肢の滞空が可能となった．自動ROMは75°から85°へとROMの拡大がみられる．本人からは「軽くなった」とのコメントが聞かれた（図6-c）．

3）洗顔動作（模擬）

指先の過剰な力は軽減し，顔面-麻痺手間の接触が可能となった．連続した動きにおいてもスムーズとなり顔面とのフィット感が向上した．体幹の左回旋が改善され正中位で上肢の活動が可能となった（図6-d）．

考察

肩甲帯の治療は，機能的な姿勢制御の再獲得とともに，日常生活上で上肢を使用することを目標とするべきである．そのためには ROM の確保は必要である．

今回の治療では，側臥位での治療から開始．対象者は，肩甲骨-上腕間の短縮などが混在し，その肢位での介入が求められた．同肢位は，支持基底面となる非麻痺側が安定することによって麻痺側の可動性を引き出しやすい姿勢であると同時に，上肢の動きに伴った肩甲骨の動きを直接的に誘導しやすいことが特徴として挙げられる．介入により，肩甲帯の動きは改善され上腕の内・外旋コントロールと上部体幹の伸展が向上したため次の展開とした．

次の治療場面の背臥位は，側臥位よりも支持基底面が広くより安心・安定した姿勢といえる．そのため，上肢を操作するときに座位・立位に比べると体幹からの影響が少なく，上肢の筋活動を促通しやすい特徴がある．

座位は臥位に比べ支持基底面が狭く，より抗重力活動が求められる．そのため，座位での治療は抗重力筋の促通と機能的な姿勢制御の活性化が同時に求められるだろう．今回は，同肢位にて両手で棒を把持し骨盤の前傾・後傾に伴った体幹の屈伸活動を行った．この治療では，硬物を把持し，両手による感覚-知覚情報をもとに体幹-上肢の分離を促す．重要な点は，手の動きに対する選択的な，そして従属的な肘-体幹の活動を引き出すことである．それが向上することで左右の同時活動がより強調された．

タオルを使った治療では，タオルにたわみが生じないよう張りを知覚し続けながら空間で保持する必要がある．さらに，症例自身の能動的な上肢の両側同時運動・左右交互運動に展開し肘関節と左右間の分離運動を促した．

最後に，空間での上肢・末梢の操作性（肘関節の伸展コントロール）の向上を目的にリーチ課題へつなげた．肩甲帯の可動性と上肢の動きに対する選択的な肩甲骨の運動が改善されたことで対象物へリーチするときに肘関節伸展位で向かうことができた．言い換えれば，手とともに肩甲帯の可動性や運動性を向上することは，行為そのものと姿勢制御の反応性の拡大につながるといえるのではないだろうか．

まとめ

本項では，脳血管障害対象者における肩甲帯の治療を紹介した．上肢・体幹が分離し，選択的に肩甲帯が活動することは，バランスの向上につながり，さらに日常生活で上肢を使うチャンスが増えることになるといえる．

作業療法士として麻痺側上肢・肩甲帯のアプローチをあきらめてはならない．対象者の潜在能力があるかぎりチャレンジしていきたい．

文献

1) Shumway-Cook A, 他（著），田中　繁，他（監訳）：モーターコントロール　第3版—運動制御の理論から臨床実践へ．医歯薬出版，pp152-153，2009
2) 山本伸一（編）：中枢神経系疾患に対する作業療法—具体的介入論から ADL・福祉用具・住環境への展開．三輪書店，2009
3) 山本伸一（編）：疾患別　作業療法における上肢機能アプローチ．三輪書店，2012
4) Schunke M, 他（著），坂井建雄，他（訳）：プロメテウス　解剖学アトラス　解剖学総論/運動器系　第2版．医学書院，2011
5) 嶋田智明，他（監訳）：筋骨格系のキネシオロジー　原著第2版．医歯薬出版，2012
6) 沖田　実：関節可動域制限　第2版—病態の理解と治療の考え方．三輪書店，2013
7) 片岡聡子：これだけは知っておきたい！　解剖・運動学にもとづいた ROM 治療—肩甲帯：肩関節（scapula を中心に）(1)．OT ジャーナル　46：1445-1450，2012
8) 箭野　豊：これだけは知っておきたい！　解剖・運動学にもとづいた ROM 治療—肩甲帯：肩関節（scapula を中心に）(2)．OT ジャーナル　46：1534-1540，2012

5. 脳血管障害—上肢（手）

伴　美恵子，野上雅史

はじめに

　脳血管疾患の上肢は，下肢に比べて実用能力の到達が遅れやすく[1]，生活の中で麻痺側手の参加が困難となる場合が多い．その背景として，脳の機能局在における手の運動野および感覚野領域が広範囲であり，粗大運動だけでなく複雑繊細な動きを裏づけする優れた知覚探索器官としての機能が必要であるため，手に障害が後遺しやすいことが考えられる．また，手は比較的早期からROM制限を引き起こしやすい．その要因は，運動麻痺・感覚障害・浮腫・循環障害・痛みなどさまざまである．上肢治療に携わる作業療法士の多くは，機能獲得の難しさと患者の切なるニーズとの狭間で悩むことも多いだろう．しかしわれわれは，それに応えるため，ROMの確保と生活に参加できる手となるよう早期から麻痺側手に積極的に介入しなくてはならない．

　第Ⅰ部で述べられているとおり，人間の活動（運動）の背景には感覚-知覚が存在している．手は，外部の脳[2]といわれ，外部環境の情報を取り入れる重要な感覚器官であるが，脳血管疾患の多くは，その知覚-運動過程に歪みを生じている．手が知覚探索-操作器官として機能するためには，各関節の可動性・筋の柔軟性・皮膚の粘弾性などが獲得され，十分な感覚情報が入力される必要がある．そして，その適切な知覚運動経験は，手が動くための手がかりの積み重ねとなり，実用場面での機能的参加が期待される．

　本項では，脳血管疾患の麻痺手の特徴および評価ポイント，さらにはROM治療から道具操作への展開を述べ，その知覚探索機能について考察する．

脳血管疾患の手の特徴および評価ポイント

　本疾患におけるROM制限は，中枢神経系の機能不全によって経過とともに起こる二次的機能障害の1つである．多くは，筋の不活動・画一的な運動パターン・循環障害などにより，関節の不動化とともに筋・軟部組織の廃用

性萎縮・短縮などが起きやすく，ROM 制限を呈しやすい．特に手関節から手指にかけては関節が多く，その構造が複雑であることから，筋・腱の短縮や癒着が目立つだろう．また，手部に多く発生しやすい浮腫は，軟部組織の器質的変化を生み出し，ROM に直接的な影響を及ぼしている．このように，ROM 制限を誘発する要因はさまざまであり，放っておくと重篤な制限を引き起こしやすい．よって評価は，各関節や軟部組織の状態を分析し，同時に各筋群のアライメントや筋緊張などがそれぞれの構造関係の中でどのように影響しあっているのか，またそれが知覚探索-操作器官である手にどのような影響を及ぼすのかをみていく必要がある．以下に，本疾患の陥りやすい手関節・手掌・手指の問題，道具操作への影響，さらにはその評価ポイントを述べる．

1．手関節

　手関節は，手掌や手指が知覚探索-操作器官として最適な動きを発揮するうえで重要な関節である．その構造は，手根横靱帯（屈筋支帯）を中心として橈側・尺側の筋群，母指球・小指球の筋群が互いに釣りあう関係にある．機能としては，前腕と直接的な関節構造をもち肩や肘の運動を手に伝える橈側の操作性と，それを保障する尺側の安定性がある．これらの機能により，手はパワーとスキルの両方を発揮することができる．そのためには，前腕筋群の長さと筋収縮の幅が必要である．

　本疾患の多くは，上腕二頭筋・腕橈骨筋・回内筋群のアライメント不良により前腕の回内外が制限され（図 1），手関節橈側・尺側の機能的協調関係を失いやすい．手関節橈側の問題としては，円回内筋や腕橈骨筋の深層にある回外筋が短縮し，隣接する長母指屈筋の短縮と高緊張を招く．これは，手関節尺屈の可動性にブレーキをきたすとともに，手関節掌側変位を誘発する要因となる．一方，尺側においては，正常 ROM が橈屈 25°に比べて尺屈 55°と大きく，それを維持するには，手根骨の中で唯一浮遊している豆状骨の可動性が重要になる．本疾患では，上腕二頭筋腱膜に包まれている尺側手根屈筋の高緊張および短縮により，停止部にある豆状骨は尺側変位で固定されやすく，可動性に乏しい，もしくはほとんどない状態が多い（図 2-a）．手関節を掌・背屈する場合，本来は手根骨が橈骨・尺骨の関節面に潜り込むような関節包内運動が起こるが，前述したように，手根骨は掌側・尺側変位に陥っていることが多いため，骨性の制限による ROM 制限を起こしやすい（図 2-b）．よって，無理な ROM 訓練は，疼痛を誘発しかねない．

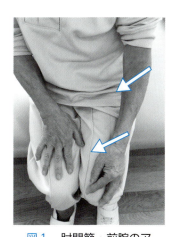

図1　肘関節・前腕のアライメント例
上腕二頭筋・腕橈骨筋・回内筋群のアライメント不良により，前腕の回内外は制限される

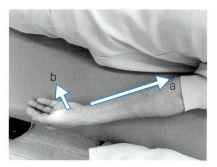

図2　手関節のアライメント例
a：尺側手根屈筋の短縮により，停止部である豆状骨の可動性は低下する．b：手関節は掌側・尺側に変位する

2．手掌・手指

　手関節の機能的な支持が得られたとき，手掌・手指は，知覚探索-操作器官としての機能を発揮し，対象物の把持や精緻活動をすることができる．その機能を可能にする手の構造として，2つの横アーチと1つの縦アーチがある．これらは，互いに機械的に連結してアーチの強度を保つとともに，手指の把持・操作機能の基盤となっている．また，母指と第Ⅱ～Ⅴ指が対立の関係にあることも重要である．解剖学的に母指中手骨は，第Ⅱ～Ⅴ指の骨に対して約90°内向きに回転しており，鋭敏な母指指腹を手の中央へ向ける構造となっている．これにより，手はさまざまな対象物を把持・操作することができ，知覚探索器官としての機能を最大限に発揮できる．

　しかし本疾患の手は，手関節の掌側・尺側変位とともに，中手骨も連動して掌側へと変位する．これは手のアーチを崩す要因となり，中手骨間の狭小化を引き起こす．よって，手内在筋の不活動を助長するアライメントとなりやすい．また，長掌筋の高緊張により手掌腱膜は中枢部に引っ張られ，腱膜の内外側で覆われている母指球・小指球の歪みが生じる．これらにより，手は扁平化が進行し，母指と第Ⅱ～Ⅴ指を対立させる機会は少なくなる（図3）．さらに，腱膜伸縮性低下により皮下組織と皮膚の粘弾性は欠如し，硬く柔軟性に欠け，手掌内面積の低下をきたす．これらにより，手は知覚探索-操作器官としての機能を失ってしまい，対象物にあわせて手を柔軟に変化させるこ

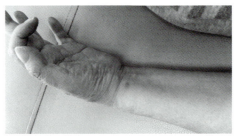

図3　手掌のアライメント例
アーチや母指球・小指球の協調関係が崩れると，手掌は扁平化が進行し，母指とⅡ～Ⅴ指を対立する機会は少なくなる

とや対象物にあわせた構えの形成などが阻害され，道具操作ではより困難をきたす．

3．道具操作

　道具は，文化の中でさまざまな進化を遂げ，手の延長あるいは代用として身体の一部と化し，われわれの生活を潤している．道具操作において重要な知覚運動要素は，道具にあわせて手の「構え」を変化させ，道具を取り扱う感触を得ることができるかどうかである．この背景は，手で対象を自由に触り能動的に探索するアクティブタッチの機能，道具の先を感じることができるダイナミックタッチの機能，それに追随する身体各部位の協調関係が基盤にある（詳しくは，第Ⅰ部を参考にしていただきたい）．この優れた知覚探索-操作機能を発揮するためには，十分な感覚情報が入力される必要がある．つまり，皮膚の受容器から受ける触圧覚情報とともに，筋・腱・関節などの固有感覚情報が十分に入力され，能動的に知覚探索することで，対象物の形状や道具の特性をとらえることを可能にしている．

　本疾患の陥りやすい道具操作は，前述した筋・関節・皮膚などの変位により，対象物にあわせた手の構えが誘発されにくい．なんとか把持ができたとしても，対象物と手はフィットしていないことが多い．そのため，手の中に接触情報の変化をつくり出すことができず，過剰に対象物を握りこんでしまう．これでは，手からの十分な感覚情報は入力されず，肩や体幹などの中枢部の代償動作が起きやすい．操作となると，意識的かつ努力的となりやすく，対象物の重量感や抵抗感の変化をとらえにくくしている．

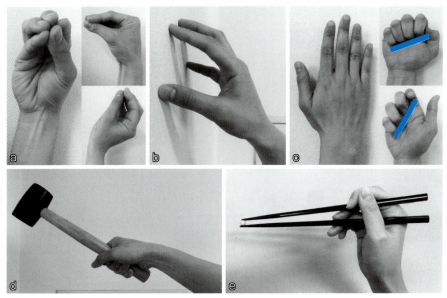

図4　人間の手の基本原則

a：どのポジションでもⅠ～Ⅴ指先は触れあうことができる，b：空間で指を自然に動かすとⅠ～Ⅴ指先は平面上に構成される，c：空間で指を自然に曲げると指先は同一線上になる，d：尺側の筋収縮の幅は，パワーや精緻活動を可能にしている，e：橈側の操作性・尺側の安定性の協調関係が，道具操作を可能にしている

4．評価のポイント

　本疾患の手の評価ポイントとして，単一関節や筋の評価ではなく，対象を知覚探索するための複合的運動としてみていくべきである．よって，手の構えに必要なアライメントや対象を把持・操作するための機能を理解することが必要である．

　山本[3]は，知覚探索–操作器官として成立する条件として，「手の基本原則」を提示している．以下に，5つの原則を紹介する．

1）「Ⅰ～Ⅴ指先は，手掌内空間のどのポジションでも触れあうことができる」

　5本の指がつまみ動作を行った場合，それぞれの先端が適度な緊張のもと触れあっている．このポジションは，どのような活動時でも保障されており，肩・肘・手関節が複合的な運動（分離運動）をしても崩れない．これには，縦・横・斜めのアーチが重要な要素となる（図4-a）．

2）「空間で5本の指を屈曲・伸展すると，その指先同士は平面上で構成される」

　この特徴は，対象操作の機能的な構えとしてとらえるべきであり，対象物に接触する前準備ともいえる．この手の構えは，1）の機能とつながり，対象物との能動的な接触へと結びついていく．この機能を果たすためには，手の

MP・PIP・DIPの全可動域をもつことが望ましく，筋群の長さを保つことが重要である（図4-b）．

3）「5本の指は長さが違っているが，手掌内へ屈曲するとⅡ〜Ⅴ指先は原則で同一線上になる」

進化・発達上において，手の操作・把持機能が向上し，分離性が要求されたことにより，この機能的肢位が成立している（図4-c）．

4）「手はパワーを生み出すことができる」

手は，パワーを要求された場合，そのほとんどが手関節尺屈しているだろう．このとき重要なことは，豆状骨の可動性である．豆状骨は，手根骨の中で唯一浮遊した骨であり，小指球筋と尺側手根屈筋をつなぐ役割がある．このように，手がパワーや精緻動作を発揮するためには，尺側の筋収縮の幅が必要であり，筋の長さを維持しなくてはならない．各ROMや筋の長さの確保は，上肢の長さなどを明確にし，手の機能を発揮するための構成要素となる（図4-d）．

5）「手は，尺側手指・小指球側の安定性と母指を含めた橈側手指のオリエンテーションが必要である」

母指球筋と小指球筋は，手掌腱膜で連結しており，一方に筋収縮が起これば もう一方も働くといった相互作用の関係にある．道具を使用する際は，Ⅰ〜Ⅲ指が操作の主になると思いがちだが，Ⅰ〜Ⅴ指すべてが機能しており，橈側の操作性・尺側の安定性の協調関係が必要である．操作する対象は，大・小，粗大・巧緻などバリエーションに富み，操作性・安定性の「幅」をもつことが特徴である（図4-e）．

治療的介入

1．作業療法評価

症例は，脳出血（視床出血），右片麻痺，60歳代，女性．図5は発症より2カ月後の状態である．麻痺側上肢機能は，Brunnstrom Stage 上肢Ⅳ，手指Ⅴ．表在深部感覚ともに軽度鈍麻．手部には軽度浮腫が残存しており，手関節と手指にROM制限がみられる（表1）．

先ほど紹介した「手の基本原則」（図4）は，評価ツールとしても活用することができる．以下に，前述した手の基本原則に当てはめ，評価を進める．

① 母指とⅡ〜Ⅴ指の対立は不十分で，手・肘・肩関節の複合的な運動が加わると，対立の持続は難しい．手のアーチは扁平である（図5-a）．

表1　介入前と介入後の検査比較

		介入前		介入後（2日後）	
		Active ROM	Passive ROM	Active ROM	Passive ROM
手関節	背屈	30°	45°	50°	60°
	掌屈	50°	65°	70°	75°
	橈屈	0°	10°	10°	20°
	尺屈	35°	40°	45°	50°
指尖手掌距離 (PPD)		10 mm		0 mm	
握力		右 3 kg	左 18 kg	右 9 kg	左 20 kg

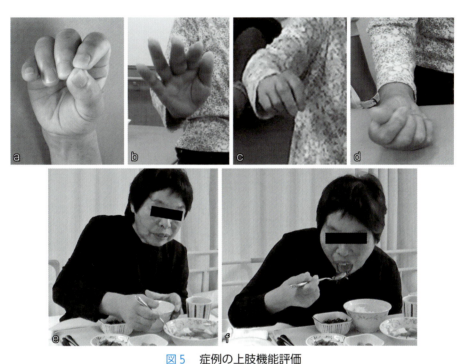

図5　症例の上肢機能評価
a：母指とⅡ～Ⅴ指は対立しにくい，b：空間での手の構えが不十分である，c：屈曲すると指の長さがそろいにくい，d：握り拳をすると，手関節は掌側へ変位する．Ⅱ～Ⅴ指先は手掌に届かない，e，f：道具操作は拙劣で努力的ある

② 空間での手の構えは不十分で，各指が不揃いである．各指節関節には軽度の ROM 制限があり，指尖手掌距離（Pulpe-Palmar Distance：PPD）は 10 mm（図5-b）．
③ 手指を屈曲すると，指の長さはそろいにくく尺側がいつも短い．肘関節の屈曲を伴う（図5-c）．
④ 握り拳では，尺側の握りが弱い．よりパワーを求めると，手根骨は掌屈

第Ⅳ部　症例報告—疾患別 ROM 治療の実践

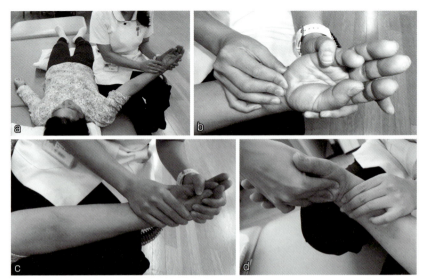

図6　手のROM訓練
a：安定した姿勢をとる，b：豆状骨の可動性を引き出す，c：母指球と小指球およびⅠ〜Ⅴ指先を対立位にする，d：手根骨を橈側と尺側の関節面へ圧をかけながら，掌屈する

で固定しやすい．豆状骨の可動性に乏しく，尺側手根屈筋の軽度短縮・小指球の低緊張を認める（図5-d）．

⑤ 生活場面においては，スプーンを使用し食事しているが，スプーンをもつ手は橈側優位で握りこんでおり，尺側の安定は得られにくい．食べ物をうまくすくい取れず，拙劣であった．また，肩関節や頸部の代償運動を引き起こしており努力的である（図5-e，f）．

2．ROM治療

① 肩・肘関節のアライメントを整え，安定した姿勢をとる（図6-a）．肩関節は軽度外転，肘関節はごく軽度屈曲させ，前腕筋がゆるみやすいポジションにする．

② 豆状骨の可動性を引き出す．手関節を軽度掌屈させ，豆状骨が動きやすいポジションにする．このとき，手背からアーチを補助すると豆状骨がより動きやすくなる（図6-b）．豆状骨は，まず動く範囲で上下に動かす．無理に動かすと痛みを訴える対象者もいるため，反応をみながら介入する．可動性が向上してくると，付着している尺側手根屈筋と小指球筋の長さも変化してくる．

③ 豆状骨の可動性に伴い小指球筋の柔軟性が得られてきたら，母指球筋

表2　上肢治療ポイント～介入の段階づけの指針

① 皮質下における空間での複合的関節運動
② 身体オリエンテーションとしての手の接触と近位部の相互関係
③ 対象物に接触し，操作的把持・つまみなどの知覚探索による activity（アクティブタッチ）
　1）手掌内に流動的な動きの情報
　2）対象物が手全体に合わせてくれる情報
　3）手全体が対象物に合わせる情報
　4）指先の操作が加わった情報
④ 道具などを用いることによる複関節運動による慣性モーメント・抵抗探索などによる activity（ダイナミックタッチ）

と小指球筋を対立させていく（図6-c）．このときに，5本の指先があうように包み込むよう介入する．徐々に手背の中手骨間が開き，手のアーチが促通されてくる．

④ 手のアーチを維持しながら手関節の可動性を引き出す．手根骨を橈骨・尺骨の関節面に対して圧をかけながら，掌屈する（図6-d）．

3．道具操作への介入

　前述した治療にて，手のROMの拡大が得られた．しかし，箸操作や書字動作など道具使用時の困難性を訴えており，ROMの改善だけでは生活場面への汎化が難しいことがうかがえた．また，その状況が麻痺側手の不使用となり，次の日になると手がむくみ，ROMが元に戻ってしまうことが観察された．よって，獲得されたROMを維持し，麻痺側手を生活へ汎化させるために道具操作の治療へと展開した．

　本書の編者である山本は，CVA時期別OT研修会（知覚-運動アプローチコース）の講義の中で，上肢治療に対する介入の段階づけを表2のように示している．再獲得したROMをいかに生活の中で使用していくかが重要であるため，この指標を用いて道具操作に対する手の知覚探索機能を高める治療を以下のように行った．

　① 手掌内に流動的な動きの情報を入力するため，タオルを把持し引き抜く課題を行った．作業療法士は，手関節を軽度背屈させ，母指球と小指球が対立する方向に誘導している．（図7-a）また，手掌内の感覚を強調するため，「シュー，シュー」とタオルと手がこすれる感覚を擬音化し，本人に手掌内の感覚情報の変化をとらえやすいようにした．最初は，小指側からタオルがはみ出ていたが，徐々に手全体で把持できるようになった．

　② 次に，対象物が手全体にあわせてくれる情報としてタオルをワイピン

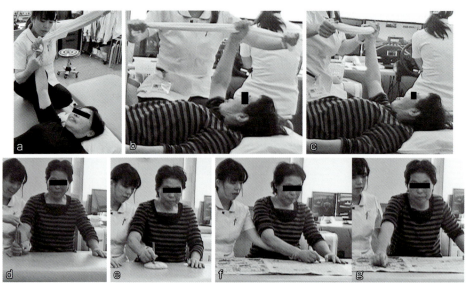

図7 道具を用いた治療介入の段階づけ
a：アーチを補助しながら，手の中でタオルがこすれる流動的な感覚を入力する．
b：肩・肘関節の複合運動を伴った中でもタオルを把持し続けている．c：硬さのある棒ペグを用い，パワーを要求していく．d：棒の先を感じながら操作する．e：クレパスの抵抗感の変化を感じながら活動を行う

グする課題を行った（図7-b）．タオルは手にフィットしやすく，図7-cのように提示することで運動方向もわかりやすくなる．肩・肘関節などの複合運動が加わっても，タオルをしっかりと把持できていた．このように，対象者の反応をみながら運動の方向・スピード・幅などを適時誘導することが重要である．

③ 手全体が対象物にあわせる情報として，固さのある棒ペグを複数使用した．最初は，対象者に棒をたくさんもたせ，作業療法士に抜かれないよう強く把持（パワーグリップ）するよう促した．最後の1本でもしっかり握ることができるようになった（図7-d）．

④ 指先の操作が加わった情報として，棒ペグでセラプラストの粘弾性を利用し，つっつく・回すなどの操作を行った（図7-e）．最初は力が入り過ぎ，棒ペグと手指との接触面がずれる傾向にあったが，作業療法士が手関節背屈を誘導し手のアーチを保障することで，セラプラストの抵抗感を感じられるようになった．このように，対象者がより能動的に探索するために，簡単すぎず難しすぎないその人ができる一歩先の課題を提示することが重要である．

⑤ 道具を用いた抵抗探索課題として，クレパスで線引き課題を行った．クレパスは，油とロウと顔料を混ぜた固形物である．最初は紙とクレパス

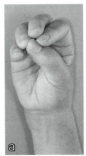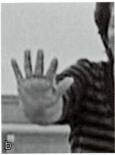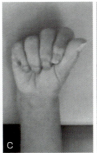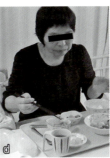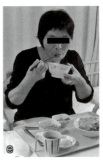

図8　治療後の上肢機能評価
a：母指とⅡ～Ⅴ指の対立が可能となる，b：空間での手の構えが改善する，c：握り拳が可能となり，尺側の握りも改善した，d，e：箸の使用も可能となり，握りこみは軽減．操作性が向上している

の摩擦抵抗が強いが，塗っていくうちにヌルヌルとした抵抗感の変化がある．この感覚の変化を感じられるよう誘導していく．作業療法士の介入も徐々に外すことができ，クレパスの抵抗感を自身で感じ，楽しめるようになった．

このように，道具の特性を分析し，対象者に適切な知覚情報を提供する必要がある．また，徒手誘導は最小限の誘導で，hands on から hands off へと展開し，対象者の能動性を高めていく必要がある（図7-f，g）．

4．結果

手関節・手指の ROM は向上した（表1）．Brunnstrom Stage 上肢Ⅴ，手指Ⅴ．感覚は軽度鈍麻が残存しているが，治療前と比べて感覚がはっきりしていると話す．手部の浮腫も軽減し，PPD は 0 mm へ向上．手内筋の活性化により，手のアーチは適切なアライメントへ改善した．母指とⅡ～Ⅴ指の対立運動が可能となり，肩や肘の複合運動が加わっても持続が可能となる．空間での手の構えも向上した（図8-a，b）．握り拳では，尺側の力も入るようになり，掌側変位も軽減した．豆状骨の可動性も向上している（図8-c）．生活ではスプーンから箸の使用へと向上した．物品の握りこみは軽減し，食べ物にあわせた操作ができるようになり，対象者からは食べやすいとの声が聞かれた（図8-d，e）．

考察

　臨床上経験する脳血管疾患のROM制限の多くは，中枢神経系の機能不全による不活動が原因であり，それにより筋の長さや粘弾性の変化，筋線維および筋膜の形態学的変化などを生じてROM制限を引き起こしている．そのため，早期から手の状態（形や筋の長さなど）を保つ工夫が求められ，作業療法士は解剖学的・運動学的・形態学的側面を踏まえた介入が望まれる．さらに，従来の基本軸・移動軸を基にしたROM治療だけでは単一関節中心の介入となりやすいため，触れている手の状態を複合的関節運動の結果ととらえて，より全身的な動きの視点で介入することが重要であろう．

　また，他動運動は静的場面での効果が強く，対象者の動きが伴った途端に元に戻ってしまった経験をしたことはないだろうか．なにより，静的場面だけの介入では，日常生活において手の使用を促すことは難しい．対象者が能動的に動く場面をコントロールしつつ，知覚-運動経験を取り入れた介入をはかることが有益であろう．今回は，ROM治療だけでなく知覚運動要素を段階づけた道具操作の介入も行った．その際は，対象者の潜在能力を見極め，それを最大限に引き出せる道具を選択することが重要である．さらには，対象物を能動的に探索できるよう適切なタイミングで徒手介入・口頭指示をし，課題にのめりこむ誘導も必要である．またそれは，対象者と合意した目標のもとで行われることが望ましい．

　これらの知覚運動経験は，本疾患の24時間365日の人生の中で活き続け，確実に生活の質の向上につながると考える．徒手技術に頼るだけでなく，道具を介した知覚運動体験の中で本来の手の機能を活性化すること，それは同時にROMを維持・向上させることにほかならない．

まとめ

　今回，脳血管疾患の麻痺手の特徴および評価ポイントを述べ，さらには，ROM治療から道具操作への展開として治療の一場面を紹介した．作業療法士として，本疾患の手の治療を行うことは責務であり，道具を扱い生活に汎化できるよう治療介入できるのは作業療法の専門性があるからである．治療には，困難が付きまとうであろう．しかし，かかわる作業療法士がより効果的で機能的なROM治療を実践し，生活場面で使用する手の再獲得に向けて尽力いただきたい．本項では治療の一場面を紹介したにすぎないが，作業療

法士として治療展開の可能性は無限大にある．その一部を本稿が担えれば幸いである．

文献

1) 畠中めぐみ，他：脳卒中片麻痺患者の上肢機能障害と機能予後．理学療法　29：1323-1332，2012
2) 久保田競：手と脳．紀伊国屋書店，pp009-011，1982
3) 山本伸一（編）：疾患別 作業療法における上肢機能アプローチ．三輪書店，2012
4) 門脇達也：肘・手関節．OTジャーナル　47：50-57，2013
5) 高橋栄子：手①-緊張の高い手に対するアプローチ．OTジャーナル　47：171-177，2013
6) 廣田真由美，他：浮腫手（弛緩手）．OTジャーナル　47：268-273，2013
7) 山本伸一（編）：中枢神経系疾患に対する作業療法．三輪書店，2009
8) Neuman DA（著），嶋田智明，他（監訳）：筋骨格系のキネシオロジー．医歯薬出版，2005
9) 中田眞由美，他：知覚をみる・いかす―手の知覚再教育．協同医書出版社，2003
10) CVA時期別OT研修会：知覚-運動アプローチコース講義資料
11) 第19回活動分析研究大会：特別講演抄録「中枢神経系疾患における上肢機能アプローチ」，2008

6. 脳血管障害—下肢

松本深雪, 長澤　明

 疾患の一般的な特性, 関節可動域に関する特性

　脳血管障害の発症により上位運動神経は陽性徴候と呼ばれる異常な筋収縮や陰性徴候と呼ばれる weakness（弱化）という状態を引き起こす．これは下行性の神経回路を通じ脊髄や筋への情報に異常をきたし，筋自体の組成を変化させてしまう．患者の臨床症状はこの2つの徴候が複雑に混在している．特に下肢は支持機能としての筋活動が重要で，前庭系や視覚系，足底・足部からの固有感覚系などさまざまな感覚情報が中枢神経系で処理され，膝・股関節や体幹・頭頸部の抗重力方向への活動に障害を起こしてしまう．つまり常に重力下の環境の中で，効率的で選択的な姿勢や運動が選択できなくなり，過剰な筋活動を伴う代償動作や不動の状態が続き，ROM 制限を生じてしまう．

　身体の構造（断面）は楕円形で転がりやすい形状にある．多くの患者の場合，脳血管障害により麻痺側の筋活動は弱化の状態となり抗重力に姿勢を保てなくなる．このため姿勢は非対称性となり，特に麻痺側肩甲帯と骨盤は重力方向に捻れを伴った屈曲姿勢となりやすい．下肢体に注目すると急性期での臥床安静期では，骨盤は麻痺側へ後退し股関節は外旋，あるいは内旋方向へ転がりやすい（図 1）．膝関節や足部も外旋と内反を伴った底屈位となりやすく，下肢全体は内転・内旋筋群や屈筋群が過緊張となりやすい．結果，股関節の外転・伸筋群の筋活動は不活性の状態（相反神経作用の影響）となり，関節や筋の走行など中間位を保てず過緊張や筋短縮を生じ，ROM 制限を引き起こしてくる．

 評価・治療ポイント

　中枢神経障害の患者は，麻痺側の筋活動の影響により支持性やバランス機能に障害をもっている．特に，体幹部は内側運動制御系の支配を受け両側に

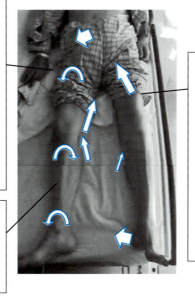

麻痺側下肢体は抗重力への筋活動の低下により，骨盤は後退し大腿骨は外旋方向へ変位し，股関節は屈曲してしまう．結果，股関節内転・内旋筋群は伸張され，同時に過緊張を生じやすい．本来協調して股関節伸展に働く近位部（起始部）ハムストリングスや外転筋群は機能しづらくなる．
また遠位1/3程の内転筋膜（内転筋板）より起こる内側ハムストリングスは内転筋の過緊張や偏位の影響を受け短縮し，膝関節を屈曲方向に引き込んでしまいやすい．

抗重力への筋活動を失った下腿や足部筋群は過緊張状態になった大腿部・膝関節部により捻れを生じやすく，足関節背屈のROM制限や股関節を屈曲方向へ引き込んでしまう．

非麻痺側下肢体は麻痺側の抗重力活動の低下により代償的な過緊張を生じやすい．特に末梢部の足部（踵部）の支持面への押しつけは，膝関節屈筋や股関節の屈筋・内転筋群に過緊張を生じやすい．
結果，効率的伸展活動とはならず，屈曲有意な筋活動や支持面を強く押し返した（麻痺側方向への押しつけ）姿勢制御となりやすい．

図1　急性期の患者（右片麻痺）

障害を受けていることが多い．そのため，常に重力下にある身体は支持面と，それを支える姿勢の関係で評価を進める必要がある．たとえば「正中位は保たれているか？」「左右差はどこに認めるか？」「四肢の肢位はどのような特徴があるのか？」など，観察からみられる現象と，実際に姿勢の修正や運動を誘導した抵抗感などから可動性や筋緊張を評価していく．この姿勢と筋緊張の関係性から「なぜこのような姿勢や反応を示しているのか？」を考え，仮説を立て治療を加え，変化が生じているかを確認していくことが重要となる（仮説-証明作業）．

今回は長期経過したROM制限をもつ片麻痺患者の治療場面を挙げ，評価と治療ポイントを紹介していく．

治療

1．評価

症例は18年前に脳梗塞を発症した右片麻痺患者である．日中は車いす，またはベッド上で過ごすことが多く，起居・移乗動作に介助を要した．特に立ち上がり・移乗動作に下肢の筋収縮（支持性）は確認できたが，支持の持続

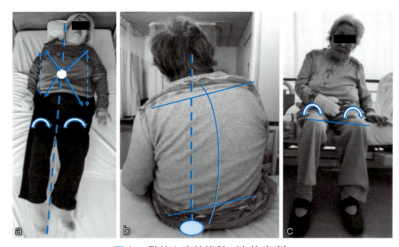

図2　臥位と座位姿勢（右片麻痺）
a：仰臥位姿勢，b：座位姿勢（後面），c：座位姿勢（正面）

性や抗重力伸展活動に低下を認め重介助となっていた．

1）臥位と座位，立ち上がりの分析

　頭頸部を含めた左側屈と肩甲帯を後退させ，手部や足部の支持基底面への押しつけを特徴とした非対称姿勢を認めた．これは左側も含め両側体幹の抗重力活動が発揮されず，特に右側の低緊張によるバランス機能低下に対し左側の代償的反応が生じていると考えた．つまり，左側の屈曲・後退位を強めた姿勢・運動制御の経験（運動学習）の積み重ねがこの非対称姿勢をつくったと考えた（図2-a）．全身的には体幹部（特に両側側腹部筋群）と股関節周囲筋（特に伸筋と外転筋群）の低緊張を認めた．また，右腹直筋から股関節屈筋と内転・内旋筋群に過緊張を伴った筋短縮を認め，股関節を内転・内旋方向へ引き込んでいた．座位姿勢（図2-b）ではさらに非対称となり，左側殿部後方に重心を置き，左側広背筋や大胸筋・腹直筋を短縮させ左骨盤帯と肩甲帯は下制・後退を強めた．骨盤も体幹筋群（特に腹側部筋群や起立筋群）の筋活動は低下し，骨盤を抗重力方向へ支持できず後傾位となっていた．座位正面（図2-c）から観察すると両下肢は左方向へ回旋し，特に左股関節外旋筋群の緊張を強め，右下肢を内転・内旋方向へ引き込んでいた．

　結果，立ち上がりでは股関節の可動性低下が骨盤の対称的な前傾への動きを阻害した．特に，股関節・膝関節の屈曲と足関節背屈の協調した運動で重心を前方（足底）へ移動する相で失敗し，左側上肢の引き込みや押しつけを強く使用していた（図3）．また下肢への荷重時には膝関節に疼痛の訴えがあった．

6. 脳血管障害―下肢

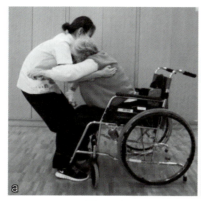
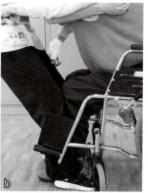

図3　初期評価時の立ち上がり動作
a：股関節屈曲への動きが制限され骨盤の前傾が不十分なため，足部への重心移動が行われず離殿できない
b：膝関節に対し足部の協調的な背屈が起こらず，足部への荷重が困難（踵部が浮き上がってしまう）

表1　初期評価時での下肢の関節可動域

		右		左	
		自動（°）	他動（°）	自動（°）	他動（°）
股関節	屈曲	20	95	40	95
	伸展	−20	−10	−30	−25（P）
	外転	10	20	35	40
	内転	20	30	20	25
	外旋	20	30	20	30
	内旋	10	20	5	10
膝関節	屈曲	85	90	80	85
	伸展	−30	−10	−50	−40
足関節	背屈	−15	0	−5	5
	底屈	70	80	70	80

Pは疼痛のあった運動

2）関節可動域

初期評価時のROMは表1のとおりであった．

2．介入

1）体幹-骨盤帯へのアプローチ

非対称な臥位姿勢の改善のため，両下肢屈曲・挙上位から骨盤の後傾を促し，腹部筋群の活性化と骨盤帯の対称性を促した．このとき，右側腹部筋群の低緊張により抗重力活動が乏しく，骨盤の重さを感じた．左側骨盤は挙上

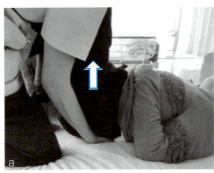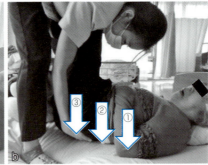

図4　体幹と骨盤帯へのアプローチ

a：両下肢屈曲位にて矢印方向に牽引し，骨盤に添えたセラピストの手により骨盤の後傾を促す．この牽引に対し骨盤は後傾し，体幹前面筋（腹部筋）の活性化をはかっていく

b：骨盤の後傾によりもち上げられた体幹を上部脊柱（①から③方向に順に）から従重力方向への支持面接地を誘導していく．このことで脊柱の分節運動を誘導し，背部の軟部組織や筋組織の可動性と伸張性の改善と腹部筋の活性化をはかっていく．同時に骨盤の挙上位など非対称の改善を行っていく

位にあり，背部筋群の過緊張を認めた．さらに下肢を牽引すると左側は後退方向に強く引き込み，誘導に抵抗を示した（図4-a）．

治療は，体幹前面の筋活動と背部筋群の可動性を伴った筋活動を促すため，体幹が支持面に降りていくとき，右側の支持性に対し左側の分節的な従重力方向への運動性を誘導していった（図4-b）．

2）股関節へのアプローチ

同時に図5のように骨盤帯が従重力方向へ降りていくとき（仙骨から尾骨部方向に接地していく動き），骨盤は前傾し，股関節は屈曲していく．このとき，症例の左側股関節は屈筋群と内転筋群の過緊張と筋短縮を認め，筋の走行は内旋方向へ変位し股関節屈曲への動きに抵抗した．

治療は大腿直筋起始部のアライメントを修正し，大腿骨骨頭と関節窩の適応を促していった（図5-a）．また，この従重力活動を行うことでハムストリングスと殿筋群の遠心的な筋活動と筋の長さを改善していった（図5-b）．

3）股関節の回旋と膝関節の伸展へのアプローチ

体幹や股関節部の安定に対し膝関節の屈伸運動を誘導し，腹部筋と大腿四頭筋の活性化をはかった．

症例は膝関節伸筋としての大腿四頭筋の活動性は低下し，代償的に腰部の伸展や大腿後面の押しつけなどの代償的運動を認めた．また，内側ハムストリングスと内転筋群の過緊張により，股関節と膝関節は内旋・屈曲位を強めた．図6では内旋方向に変位した大腿筋群のアライメントを中間位に修正し，大腿四頭筋とハムストリングスの協調的筋活動を促していった．

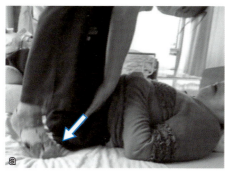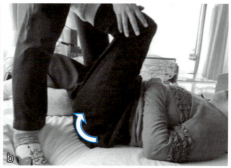

図5　股関節へのアプローチ

a：図4で下肢を牽引した状態で骨盤を従重力方向へ誘導し，骨盤の前傾と股関節の屈曲を促していく（股関節骨頭に対し関節窩が適応していくようにする）．症例の場合，股関節屈筋群に過緊張と筋短縮を認めたため，矢印方向に圧を加えている

b：結果，体幹前面筋群（腹部筋群）の活動性を保ちハムストリングスと大殿筋は遠心性の筋収縮を促し，努力的でない股関節の屈曲への可動性をつくり出せた

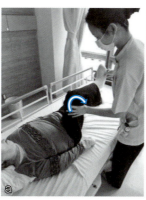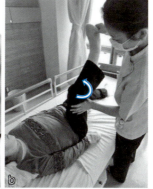

図6　体幹の安定と膝関節の分離運動へのアプローチ
a：膝関節屈曲，b：膝関節伸展
体幹前面筋群（腹部筋群）の活動性を保ち膝関節の屈伸を行うことで，さらなる腹部筋の活性化をはかっていった．このとき大腿部の押しつけ（股関節の伸展）や外・内旋の代償運動が行われない範囲で，大腿に対し下腿のアライメントを修正していった（下腿部の従重力方向の運動はやや膝関節外旋方向へ誘導）

4）体幹の安定と膝関節の分離運動へのアプローチ

　股関節内外転・内外旋の中間位を保ち（図6），下腿部が従重力方向に降りる方向に合わせ足底を接地させた（図7-a）．この肢位で足部の内反に対し股関節外転・外旋のコントロールを促していった．足部の内反・底屈に対し内旋方向に変位した内転筋群と内側ハムストリングスの走行を修正し，股関節を外転・外旋方向へ誘導した（図7-b）．さらに膝関節を伸展へ誘導すること

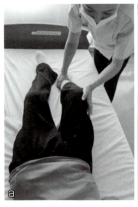 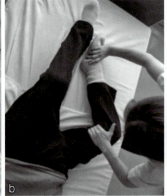 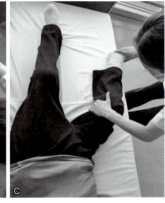

図7　股関節の回旋と膝関節の伸展へのアプローチ
a：下肢の中間位（大腿骨に対し直線上に下腿骨が並ぶ位置）を保ち，足底を接地させた
b：足底の内反に対し股関節の外転・外旋へのコントロールを促し，内転筋群の従重力方向コントロール（遠心性収縮）とアライメント修正を行った
c：股関節の外転・外旋位に対し膝関節を伸展し，膝関節伸筋群と股関節内転筋群の遠心性収縮を促した

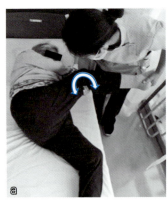 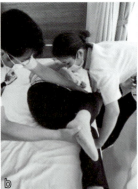 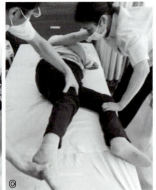

図8　股関節伸展へのアプローチ
a：股関節を屈曲し，体幹の支持性の向上をはかる．股関節屈曲位で膝関節の随意的な屈曲・伸展運動を促し，さらなる体幹（腹部筋群）の活性化につなげる
b：支持面の下肢の安定，体幹の安定を保持しながら股関節伸展への分離運動を行う
c：股関節が伸展したら，膝関節も伸展方向へ誘導する

で膝関節伸筋群と股関節内転筋群の求心的・遠心的収縮を促した（図7-c）．膝立て位に戻るときは足部の外反・背屈（中間位）と股関節の内転・内旋の動きを組み合わせ，股・膝・足部の協調運動を促していった．

5）股関節伸展へのアプローチ

側臥位で股関節を含めた下肢の伸展活動を促した．症例は右側腹部筋群の低緊張が目立ち，側臥位でも骨盤帯は後退しやすかった．図8のように，股関節中間位で屈曲させ体幹筋の活性化をはかり，膝関節屈曲・伸展の分離運

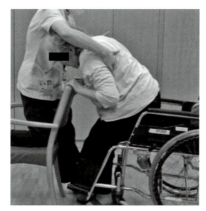

図9　最終評価時の立ち上がり動作

表2　下肢の関節可動域の変化

		右		左	
		自動	他動	自動	他動
股関節	屈曲	**40**	110	**90**	100
	伸展	−20	−10	**−10**	**−5**
	外転	10	20	35	40
	内転	20	30	20	25
	外旋	20	30	20	30
	内旋	5	20	10	10
膝関節	屈曲	90	90	90	90
	伸展	**−10**	−10	**−20**	**−20**
足関節	背屈	−5	5	−5	5
	底屈	70	80	70	80

太文字が可動域の変化を認めた運動

動と体幹の筋活動を促した（図8-a）．次に股関節の分離運動を行い，支持側下肢・体幹は支持面に安定するよう誘導し下肢を伸展させた．このとき股関節が内転しやすいため，中間位からやや外転位に保ち（図8-b），下肢の伸展を誘導することで可動性を増すことができた（図8-c）．

3．結果

座位姿勢では左の過活動は軽減し姿勢の対称性が増した．立ち上がりは前方（足底）への重心がスムーズとなり，つかまり立ちが軽介助で可能となった（図9）．立ち上がりや立位で訴えていた膝関節の疼痛も消失した．

ROMは表2に示すとおり，股関節と膝関節に改善を認めた．

考察

　中枢神経疾患による低緊張の状態であっても筋活動にとって不動の状況を招き，筋短縮を生じてしまう．これは筋原線維の筋節数の減少によるものといわれており，可動性を保つためには筋活動がとても重要である．筋は一定の緊張の準備状態を錘内筋の情報により保たれ，主動作筋と拮抗筋の関係のように効率的で協調的な関係になっている．症例は低緊張の筋群が活性化されたことで過緊張状態の筋群にも変化が生じ，姿勢や ROM に改善を認めることができた．

　さらに姿勢変換や日常活動のように運動機能にも改善を認めた．これは全身の筋骨格系は中枢神経系により制御され，下肢の治療であっても頭頸部や上肢・体幹との関係性，左右の関係性で評価することが重要であると感じた．

文献

1) Myers TW（著），松下松雄（訳）：アナトミー・トレイン 徒手運動療法のための筋筋膜経線．医学書院，pp179-198，2009
2) 長澤　明：解剖・運動学にもとづいた ROM 治療 股関節．OT ジャーナル　46：1182-1188，2012
3) Kapandji IA（著），荻島秀雄，他（訳）：カパンディ 関節の生理学Ⅱ下肢．医歯薬出版，pp3-65，1986
4) Kapandji IA（著），荻島秀雄，他（訳）：カパンディ 関節の生理学Ⅲ体幹．医歯薬出版，pp46-121，1986

7. 脊髄損傷

玉垣　努

 疾患の一般的特性

1. 脊髄損傷者の身体症状の理解[1]

　　脊髄損傷者のROM制限の背景には，痙性と呼ばれる伸張反射の亢進や廃用性の萎縮や短縮が存在することが多い．脳からの制御が機能しない核上性麻痺の場合，脊髄ショック期では病変レベル以下の筋はすべて弛緩性麻痺を呈し，数週間を経て徐々に伸長反射が亢進し，いわゆる痙性麻痺へと移行していく．加えて，運動麻痺による関節運動のアンバランスが大きく影響する．たとえば肘関節に関しては残存機能C5，C6レベルでは，肘関節屈筋群は有効であるが肘関節伸展筋群は麻痺しているため，肘関節の屈曲拘縮が起こりやすくなる（図1-a）．

　　急性期においては弛緩麻痺のため麻痺部位ではほとんどROM制限はみられないが，頸部や機能の残存部位である肩周囲は過剰努力による過緊張を呈し，肩甲骨が内転．挙上位で固定的になりやすく，肘関節の屈曲拘縮はC6レベル以上や高齢者で起こしやすい．回復期以降では，C4レベルや中心性頸髄損傷で痙性により手関節掌屈になり，中手指節間（MP）関節が伸展位での亜脱臼になりやすい（図1-b）．

　　食事動作などのADL訓練を始める時期になると，肩関節の挙上や肘関節の屈曲傾向はますます強化されやすくなる．また，暴力的なROMが原因の1つとされている異所性骨化が，股関節などの大関節でみられる場合がある．また，寝たきりやリハビリテーション（以下，リハ）が不十分な場合，麻痺域は不動や不使用のための関節制限がみられるようになる．一般的に，関節拘縮というと四肢や手指が目立つが，拘縮とはいかないまでも脊椎の固定療法や手術の影響による頸部や体幹の固さは，ADLに大いに影響するので積極的にアプローチする必要がある．加えて，性別や年齢や障害レベルなどの機能的要因や「怖がり」など心理的要因も含めてその人の個性が強く影響する．

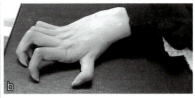
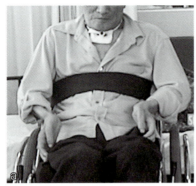

図1　頸髄損傷者の関節拘縮
　a：肘関節屈曲拘縮
　b：手指とMP関節の変形拘縮

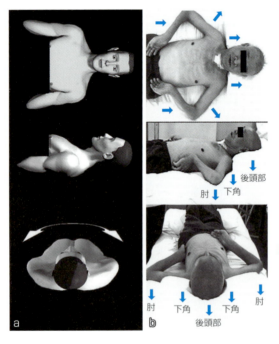

図2　頸髄損傷者の臥位での知覚と反応
　a：非麻痺部位のみの身体感覚しかなく，不安定な知覚状況
　b：胸郭の転がりを止めるため肘や頭部の伸展筋を利用して固定

2．脊髄損傷者の環境の理解[2,3]

　急性期の脊髄損傷特に頸髄損傷は，身体に本来あるはずの7〜8割の感覚や運動の情報が突然欠如する（図2-a）．しかも，牽引もしくは固定しているため，視覚的に胸部以下を確認することができない状況になる．知覚されている身体は上半身のみであるが，現実は体幹や下肢が質量として影響し，頸髄損傷は麻痺した部位を含めて行為を行わねばならないのである（図2-b）．知覚されている身体図式と現実にある身体図式とのギャップが基礎的定位の障害を引き起こし，行為の障害を呈してくるものと考えている．これらによっ

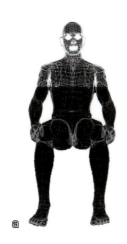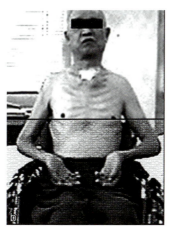

図3　頸髄損傷者の座位での知覚と反応
a：支持面に接しているには非麻痺部位のみで不安定な知覚状況
b：倒れまいとするために，頭頸部は伸展し車いす上端を押し，上肢は後退して固定

て，定位[4,5]の障害が起こっているのである．特に座位ではより支持基底面（以下，支持面）が狭くなり，支持面からの身体を支えてくれるという知覚情報は少なく，残存部位が麻痺した体幹や下半身の上に乗っているため，転倒の危険性がより強くなり，不安定感（恐怖心の場合が多い）が強まる（図3-a）．

　上肢はこの状況下では，多くの機能をバランス動作に向けなければならなくなる．座位時の支持面は背もたれも含めて残存領域に達していない場合がある（図3-b）．このときは支持面の情報（圧力）をより強く求めて，背もたれ上端に対して押しつけるように肩甲帯，体幹上部筋群などの伸展筋活動が持続的に強く働く．この行為は基本的な姿勢制御（固定的方略）であるため，頸髄損傷者自身で緩めることは困難である．

3．上肢機能の陥りやすい動作

　問題は，座位がとれるようになり活動性が上がってくる回復期に起こりやすくなる．たとえばC5，6レベルのリーチ動作時，上肢は挙上時に翼状肩甲になり肩甲帯が後退しているため，正常な肩甲上腕リズムが損なわれ，無理なリーチ動作を強いられることとなる．本来リーチ動作は対象物に向かっていく反応である．しかし，肩甲帯が後退し対象物と逆方向に向かっているので，拮抗筋に抵抗しながら逆行して向かっていく動作となる．相対的にリーチに働く力は弱くなり，努力的な動作になっていく．結果的に，僧帽筋上部線維や頸部周囲筋は過剰に働き，力が抜けない過緊張状況に陥る．時間経過の中で痛みや強い痙性に変化し，自発的な動きが減少しROM制限が起こり始め，関節拘縮へと発展していく．

　中枢側の過緊張や動きの非効率性は，当然のように末梢の動きに影響を及

ぼし，肘関節や手関節は最終域にて固定的に使用するようなパターンになりやすく，廃用性のみならず活動性が上がることでも関節拘縮の危険性が大きくなる．食事やパソコンの入力など活動性が上がり始めたとき，手指や手関節の運動麻痺の影響により，代償的に肩や肘で大きく動く傾向をもっている．上肢を大きく動かすことで，重心が大きく変動しバランスを崩してしまう．結果的に，上肢はバランスをとりながら目的行為を実施しなければならないため，頸部周囲や肩周囲の筋緊張は強くなってしまう．加えて，手指機能においては，C7，C8レベルになると手指の外来筋が残存し，手内筋が麻痺しているため，MP関節が安定せずに変形を起こしやすくなる．このように，姿勢制御能力の障害と手指機能などの操作系の障害が相互に影響しあって，悪循環となったときに全体的に上肢機能の障害が大きくなってしまうのである．

 ## 評価・治療のポイント

「疾患の一般的特性」で述べたように，運動・感覚麻痺を主症状とした身体状況の中で，定位の障害が起こり，不安定感や恐怖心により支持面を押しつけるような過緊張が発生している．このことで関節運動のアンバランスを生み出していると考えられる．もちろんROMテストを実施すると同時に，徒手筋力テスト[6]や感覚テストにより残存機能を特定しておく必要がある．

以下に臥位・座位におけるROMの評価・治療のポイントおよび注意点を記述する．

1．リラクセーションポジショニング

筋や靱帯および軟部組織の短縮や硬結と筋緊張の亢進や過緊張などによる制限なのかを見極めるために，できるだけ対象者がリラックスできるポジショニングをすることが望ましい．なるべく緊張せずにリラックスして自分の動きや変化を知覚して運動をコントロールできることが目標となる．臥位においては，頭頸部や肩甲帯周囲の下にタオルや枕を差し込むなどすることで損傷部位に危害や痛みを与えないとともに，回転モーメントを除去して支持面を感じやすくするような配慮を行う．座位においては，クッションやタオルを用い安定した車いすシーティングを行い，それでも緊張が軽減しない場合は，前方支持としてのテーブルなどを利用する．

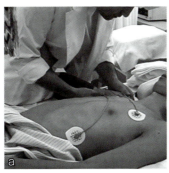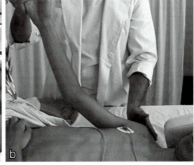

図4　ROM治療（他動運動）の実施
a：上肢の重さを作業療法士の脇で挟むことで軽減し，両手で肩甲帯周囲を保持しながら肩甲帯可動性を引き出す
b：肩甲骨の動きを支援しながら肩甲上腕リズムを配慮してROM治療

2．準備的ROM治療（他動運動）の実施ポイント

　初めて作業療法士が上肢や手指を把持してROM治療を行う場合や緊張が強く動かすときに痛みを伴いやすい場合は，できるだけ準備的ROM治療を実施すべきである．特に肩関節を動かす場合は，作業療法士の脇などを利用して可能なかぎり接触面を増やし，しっかり保持する必要がある（図4-a）．このとき，肩甲上腕関節は両手でホールドしたまま，肩甲骨のさまざまな運動方向に動きを出すようにゆっくりと動かすとよい．肩肋関節や肩鎖関節などの軟部組織の硬さを確認し，動きが出てくるようゆするように動かすとよい．

3．ROM治療（他動運動）の実施ポイント

　臥位時は肩関節に関しては，肩甲上腕リズムがきちんと反応しているかどうかも確認しておく．肩甲帯の上方回旋が足りなければ，片方の手で肩甲骨の運動を支援しながら実施する（図4-b）．座位で実施する場合は，上肢という局所だけをみるのではなく，全身的にとらえる必要性がある．特に関節を動かせばよいというような傾向になりがちなので，作業療法士が介入することで質を変化させていくことが必要である．熟練者と初心者の肩関節のROM治療の違いを比較した研究では，熟練者は有意に重心変動量が狭いことを検証した（図5）．

　作業療法士は，ROM治療を実施するとき，関節運動と同時にバランスを崩さないような支援をしながら介入を行うべきである[7,8]．手指に関しては，特に手内筋が麻痺している場合，基本軸になっている手関節やMP関節を安定

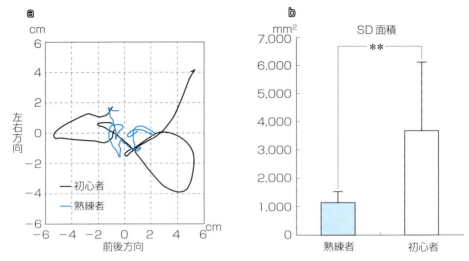

図5　熟練者と初心者の重心変動量の比較
a：各1名の実際のデータ．b：各14名の初心者・熟練者作業療法士が肩関節ROM治療実施時の被験者の重心変動量の平均値を比較した結果．SD面積は重心変動量
＊＊危険率1％で有意な差がある．

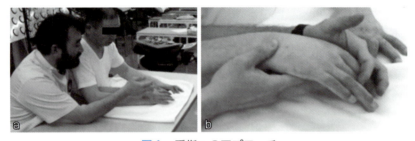

図6　手指へのアプローチ
a：患者も作業療法士も安定した場所で実施する
b：手内筋の麻痺のためMP関節を拮抗的に支えながら，末梢側を動かす

的にホールドし，移動軸を動かす必要がある[9]．作業療法士は自身が安定できるようにテーブルで支持したり無理のない態勢を工夫して実施する（図6）．

治療

1．臥位でのアプローチ（他動運動）

症例はC6レベルの完全麻痺で，受傷後10カ月の間リハの介入がほとんど

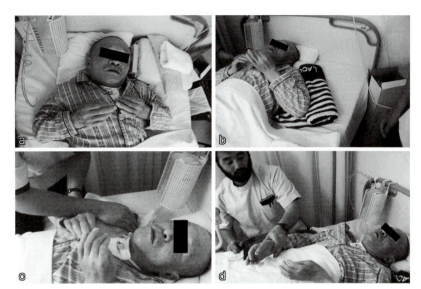

図7 C6完全麻痺ケース長期臥床による拘縮へのアプローチ
a：頭部や肘での押しつけが強く，肘関節屈曲位で痙性が強く，他動的に伸ばしても抵抗が強い状況
b：頸部や肩甲帯にタオルを差し入れ，支持面を知覚しやすくしている
c：肩甲帯を支持面であるタオルに接触するよう口頭支持しながら周囲の探索を誘導
d：徐々に眼が開き肘関節の緊張が軽減し，軽い誘導で伸展が可能となった

なく，ほぼ寝たきりで経過し転院してきた．気管切開があり言語的コミュニケーションが困難な中，頸部・肩周辺は過緊張で上肢は振戦していた．開眼も困難な状況でアプローチを開始した．臥位で過緊張が強く肩・肘・手関節にROM制限がみられた．特に肘関節は伸展方向に伸長すると，肘関節屈曲方向に力が入り抵抗が強くなり，屈曲90°程度で伸びなくなってしまっていた（図7-a）．

そこで，ROM治療実施前にリラクセーションのため，ブリッジ活動が優位になっている場所に適度な高さの枕や，肩甲帯の下にバスタオルなどを差し入れ準備した（図7-b）．その後，差し入れたタオルに支えられるように肩甲帯の動きを引き出すように介入した（図7-c）．肩周囲のリラックスや運動性が出てきたところで，肘関節の伸展を操作する．短縮している上腕二頭筋に関しては腱部分を軽いストレッチを行いながら，抵抗がない範囲で引き伸ばしていき，最終的には−10°の制限があるが，肘関節伸展が可能となった（図7-d）．

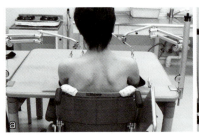
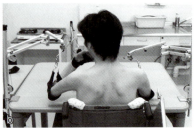

図8 C5完全麻痺ケースでポータブル・スプリングバランサーを利用したリーチ動作へのアプローチ
a：PSBで上肢の重みをとることと，手指から運動が始まるようカフを設定し肩甲骨の変位を軽減した
b：肩甲上腕リズムを伴った口へのリーチに改善した

2．道具を利用したアプローチ（自動運動）

1）ポータブル・スプリングバランサーを利用したアプローチ

C5完全麻痺ケースにポータブル・スプリングバランサー（Portable Spring Balancer：PSB）を利用したアプローチである（図8）．

リーチ動作時に翼状肩甲になり，肩甲帯が後退しているため正常な肩甲上腕リズムが損なわれ，肘関節が屈曲傾向を呈していた．簡易で在宅でも使用できることを目標にPSBを使用したリーチ動作の訓練を実施した．肘関節の伸展を促すため，肘と前腕のカフの取り付け位置と軸位置のバランス調整を慎重に検証し，肩や肘などの中枢側から動き始めるのではなく，手指から運動が始まりやすくなるよう設定した．現在はPSBを利用した肘関節伸展が可能になり，パソコンの入力作業でも使用している．

2）ベッドを利用した脊柱の後弯に対してのストレッチング[10]

C7完全麻痺の対象者に対してベッドを利用した体幹伸展アプローチである（図9）．完全麻痺の頸髄損傷は円背姿勢（屈曲傾向を強めている）の場合が多い．体幹を伸展位にするのは家族では困難を極めるため，電動ベッドを用いたり，車いすに乗ったままベッドにもたれかかる方法は有効である．

ベッドを背にして車いすの前輪部分を上げて，ハンドグリップがベッドにあたるように倒れ込み，半臥位状態にする．バックレスト上端部分を軸とした反り返り運動となり，胸郭や肩甲帯や脊柱が伸展しやすくなる．加えて貧血時の対応や褥瘡予防のための除圧姿勢としても有効である（図9-a〜c）．使用するベッドは電動ギャッチベッドで，膝上げ機能をもつベッドがよい．頭と足の関係を従来の寝方とは逆にし，曲がっている背中や腰を通常膝を上げる部位に置くようにする．そして，膝部の挙上を行うと胸椎や腰椎の伸展

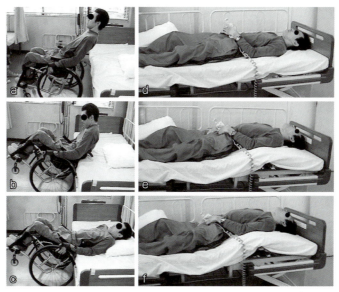

図9 C7完全麻痺ケースでベッドを利用した体幹伸展アプローチ
a～c：車いす乗車時のストレッチ
d～f：電動ギャッチベッドを利用したストレッチ

運動が可能となる．適応としては，脊柱の屈曲が強く痛みがある人や急激なストレッチに恐怖心がある人に，支持面が広く安心してゆっくりできる利点があり，在宅での利用が容易である（図9-d～f）．

考察

脊髄損傷者へのアプローチを考慮する場合，痙性や短縮があるからストレッチやROM訓練を実施するという機械論的アプローチでは，人間を相手とする作業療法士としては短絡的すぎる．なぜ痙性や努力性の過緊張が強くなるかという背景を理解することで，アプローチも必然的に変える必要がある．

冨田[11]や柏木[12]は人が環境との相互作用の中で適応し定位できるのは，外部環境を受け入れ自発的な探索活動を行い変化できるからとし，外部環境を受け入れられないと緊張が高まり，全身を屈曲・内転し内部結合して縮こまってしまうと提示している．頸髄損傷は突然動けなくなり，誰かに連れてこられて他動的に寝かされたのである．自分で動けずに視覚的な情報と触覚的な情報と解離した状態である．感覚や運動の麻痺のために，支持面が感じられなくなり，支持面がしっかり支えるという"重力のある世界で，最も基本的

な定位"もできなくなる．そうなると自分の存在そのものが危うくなり恐怖を感じ，強い不安や精神的なパニック状態になる．脳が傷害されていないのに精神的なパニックに陥るメカニズムがここにあると考える．

　頸髄損傷に接するときの基本は，定位を促すために知覚しやすい環境を設定することであり，障害が重傷であればあるほど，このことが大切になる．

文献

1) 玉垣　努：頸髄損傷者における拘縮予防．OTジャーナル　40：317-323, 2006
2) 玉垣　努, 他：頸髄損傷者へのアプローチ．ボバースジャーナル　22：26-33, 1999
3) 玉垣　努：行為と基礎的定位―気づきを促す触り方．生態心理学会．2004
4) 中村隆一, 他：基礎運動学　第6版．医歯薬出版, p332, 2009
5) 玉垣　努：生態心理学―OTの臨床実践に役立つ理論と技術．OTジャーナル　47：750-754, 2013
6) 玉垣　努（編著）：頸髄損傷者の実践的な徒手筋力検査．三輪書店, 2013
7) 玉垣　努：セラピストの治療手技の分析．第19回リハ工学カンファレンス講演論文集, 205-206, 2004
8) 玉垣　努：中枢神経系疾患に対する作業療法；実技練習のためには．三輪書店, pp120-126, 2009
9) 玉垣　努：脊髄損傷に対する上肢機能へのアプローチ．作業療法における上肢機能アプローチ, 三輪書店, pp83-89, 2012
10) 玉垣　努：自宅でできるリハビリテーション．脊損ヘルスケア編集委員会（編）：脊損ヘルスケアQ&A編．NPO法人せきずい基金, pp153-56, 2005
11) 冨田昌夫：生態学的な概念をより現実的に，臨床的に理解するために：近畿理学療法士会学会誌　28：25-29, 1998
12) 柏木正好：環境適応―中枢神経障害への治療的アプローチ．青土社, 2004

8. 関節リウマチ

林　正春

疾患の一般的な特徴と関節可動域に関する特性

　関節リウマチ（Rheumatoid Arthritis：RA）は原因不明の免疫異常が起こり，「こわばり」「腫脹」「疼痛」などの早期症状を呈し，その後，「炎症」「骨破壊」「関節変形」が全身に進行する．さらに，関節症状だけでなく，眼病変，皮膚疾患，肺疾患など，関節外症状が発生するなど，生命予後に大きな影響をもたらす可能性があり，症状が多岐にわたる個別性の高い臨床症状を呈する疾患である．近年，生物学的製剤（Bio）の登場で治療革命が起こっている．RAの特徴である症状がコントロールされ，寛解を目標にできる時代となっている．寛解基準には，各臨床症状が基準値を下回る「臨床的寛解」，骨破壊の進行が止まるあるいは骨破壊が修復される「構造的寛解」，身体機能障害が進行せず，生活の質（QOL）の低下がない「機能的寛解」がある．これらの治療目標を達成するため，発症早期からの治療介入の重要性（window of opportunity）に基づき，米国および欧州のリウマチ学会で推奨されている目標達成に向けた治療への取り組み（treat to target：T2T）を基本原則（表1）とした治療が主流となっている．しかし，Bio投与の割合は，日本のRA患者が70〜80万人といわれる中3割程度であり，まだまだ進行を抑制できず機能障害で苦しむ患者が多いため，リハの介入は重要である．

　リハを治療手段と位置づけ，積極的かつ早期から維持期まで幅広く介入が求められるところは「関節」状態を改善するROM治療である．RAでの関節症状は顎から足趾までほぼ全身の関節に起こる可能性を秘めている．よって，ROM治療にあたる場合は，神経を研ぎ澄ませ全身の関節状態の変化を常に意識する必要がある．また，疾患活動性をコントロールする薬物療法の状況を把握することは，関節状態を評価する重要な情報であり，ROM障害に対するアプローチで，自助具の適応が第一選択肢とされる前に，ROM治療による機能改善が日常生活動作（ADL）や生活関連動作（I・ADL）の直接的改善方法であることを意識されたい．さらに，関節のみならず，「筋・腱」などの軟部組織において「筋緊張の低下や亢進」「筋攣縮（筋スパズム）」「拘縮」「筋

表1 治療の基本原則（目標達成に向けた治療　Treat to Target：T2T）

- 関節リウマチの治療は，患者とリウマチ医が共に決める．
- 最も重要なゴールは，長期にわたって生活の質（QOL）を良い状態に保つこと．
- 治療ゴールを達成するためにも最も重要な方法は，関節の炎症を止めること．
- 明確な目標に向けて疾患活動性をコントロールする治療は，関節リウマチに最も良い結果をもたらす．それは，疾患活動性をチェックし，目標が達成されない場合に，治療を見直すことによって可能となる．

表2　各画像診断の特徴

方法	X-P	MRI	US	PET
対象	骨・関節	骨・軟部組織	骨・血管	骨・関節
診断時	びらんに有効	滑膜炎の有無に有効	血流の有無に有効	炎症部位に有効
病期判定	Steinbrocker分類	びらん確認は劣る	びらん確認には限界あり	炎症の有無

出力低下」などさまざまな症状が起こるため，触診技術を高めることでさらにROM治療の効果を高めることができる．このようにRAに対する筋やROM治療は，身体機能をコントロールし，生活行為を維持改善するための最も重要な治療法である．

評価・治療ポイント

1．評価ポイント

　RAでROM治療を行うには，罹患関節の状態を理解する知識，筋の状態を把握できる触診技術，炎症を確認できる視診や触診，疼痛の原因を追究できる分析力が重要である．治療を実施する前，骨・関節状態をX線撮影法（X-P），MRI法，CT法で，炎症所見を超音波撮影法（US法），シンチグラフィー法，サーモグラフフィー法，PET撮影法などの各画像診断（表2）や血液学的な炎症所見（CRP，リウマトイド因子，MMP-3，赤沈値，ヘモグロビンなど）で確認し，さらに，関節外症状や薬物の治療経過や副作用を把握することが重要である．また，筋・関節への徒手療法を実施するには，疼痛を把握することも重要である．対象者に実際の疼痛の程度，部位を確認，その疼痛原因が，① 疾患活動性の悪化，② 骨性，③ 関節包内，④ 筋スパズムのどれかを評価考察し，ROM治療の目的，方針，手技を検討する．

2．治療ポイント

　ROM 治療の目的は主に，① 関節痛の予防と軽減，② 関節破壊の予防，③ 関節変形の予防改善，④ 関節運動の効率化，⑤ 関節可動域の拡大，⑥ 筋出力の向上，⑦ 姿勢の改善，⑧ ADL，I・ADL の改善，である．また，炎症や疼痛発生により，関節への負担軽減のため安静肢位をとったり，ROM の範囲を減少させてしまうことで，① 血行が低下し筋萎縮が発生，② 筋収縮のアンバランス（過剰と不動の持続状態）で筋スパズムが発生する．これらの結果，関節拘縮が起こり，ROM 制限さらには ADL に影響を与える．よって，ROM 低下の原因を早急に見いだし，適切な徒手療法やスプリント療法で早期に介入することが重要である．

　徒手療法は，① 罹患関節が疼痛の限界領域まで動く許容範囲を拡大する治療（関節包内の軟部組織の治療），② 関節運動を効率よく起こすための周囲筋治療（筋スパズムの治療），と大きく 2 つに分けられる．そして，徒手療法で注意する点として，① 皮膚，血管への配慮（弱化のおそれあり），② 治療のポイントが関節包内か関節周囲筋へのアプローチか明確にする，③ 関節アライメントの不良による関節の特徴的可動状態の把握，④ 疼痛ポイントのみならずその隣接する筋・関節の状態を確認し，二次的障害による痛みなのかも視野に入れ実施する．

　スプリント療法も ROM 治療の重要な一手段である．主な目的は，① 腫脹の軽減，② 疼痛軽減，③ 変形の予防・矯正，④ 筋出力促進，⑤ 術後の治療であるが，適切な時期に適切なスプリントを導入することで，ROM の維持拡大など治療効果が得られる．症状に個別性が高い疾患であるため，視診や触診は徒手療法の実施やスプリントの治療効果を確認するためには重要な評価である．

1) 視診のポイント

　視診の大きなポイントは，皮膚症状と関節変形をみることである．

a．皮膚症状

＜炎症＞
赤みを帯びる．

＜腫脹＞
皮膚の皺がなくなったり，光沢を帯びたりする．好発部位は，手関節，中手指節（MCP）関節，近位指節間（PIP）関節，肘関節，膝関節，足関節，前足部である．

＜リウマチ結節＞

疾患活動性が高いとリウマチ結節が発生する．好発部位は，肘関節肘頭付近，アキレス腱，手関節，MCP関節，後頭部，坐骨などであり，発赤，熱感，疼痛はなく疾患活動性の低減に伴って消退する．

＜その他＞

薬物の副作用による発赤や帯状疱疹，毛細血管の弱化による内出血，足底中足骨頭部の胼胝，爪の変化，末梢部の血行障害．

b．関節変形

RA特有の変形である．肘関節屈曲拘縮，手関節掌側脱臼・亜脱臼・尺骨遠位の上方脱臼，尺側偏位，拘縮，MCP関節掌側脱臼・亜脱臼・尺側偏位，手指のスワンネック変形・ボタン穴変形，母指のZ変形，膝関節屈曲拘縮・強直，足関節強直・外反・内反，踵骨の外側変形・足底縦・横アーチの扁平化，足趾の外反母趾，たち趾，槌指，内反小趾，重複趾，反り趾などがみられるか確認する．

2）触診のポイント

触診では，腫脹，炎症，筋の状態を確認する．病態把握や治療効果を確認するため，圧痛点やトリガーポイント，各関節における変化の特徴を理解すること，それぞれの違いと程度と変化を日々の治療の中で評価しながら治療を進める．

a．腫脹

腫脹がある場合，マシュマロに似た柔らかい感触がある．関節腫脹では，滑液の増殖や滑液の貯留が考えられ，関節ではない部位の腫脹では，血行不良が疑われる．

b．炎症

熱感が確認できる．また，圧迫すると痛みが生じる場合もある．

c．変形

変形の状態をX線で把握する．変形の程度（関節の動揺性や拘縮）を触診にて確認する．

d．筋の状態

筋性疼痛には，① 筋スパズム，② 筋緊張，③ 筋不全（硬直や筋出力低下）などがあるが，これらの違いを触診にて見分ける．

① 筋スパズム

急性の発症で，運動を制限し，大変強い疼痛を伴う不随意収縮である．RAの場合，腫脹・炎症・血行不全などの変化から起こる筋の異常状態で，触診すると針で刺されたような感触で過敏に反応することが限局した部位にみら

れ個人差がある．

②　筋緊張

RAの場合，生活の中での，過剰な行動や精神的身体的ストレスの蓄積で，筋肉はすぐに行動に移せるよう本能的に緊張状態になっている．しかし，実際には筋の収縮力を低下させ関節の運動抑制を引き起こしている．

③　筋不全

筋の収縮と弛緩という2つの機能のうち収縮機能に問題が生じると筋出力低下をきたし，弛緩機能が低下すると筋は柔軟性を失い硬直（stiffness）してくる．これら筋の弱化や，硬くなった状態が筋不全（muscle deficiency）である．長期にわたって同一肢位に固定していると拘縮（contracture）や筋の永久的な短縮を生じる．また，筋は疼痛性肢位や習慣性肢位をとっていても，すぐに短縮してしまう（適合性短縮）．すると筋だけでなく，その部分にある関節の運動も制限される．弱くなった筋に過剰なストレスが加わったり，硬い筋が過剰に伸張されれば，痛みを引き起こす．そして，これらがまた新たな機能障害や痛みを引き起こす原因となる．筋は生理学的な弛緩する機能があって初めて他動的に伸張できるため，ROM治療を実施する際，弛緩機能が働く筋の状態か確認する必要がある．

e．圧痛点

筋を指で押すと限局した圧痛を感じる領域が圧痛点であり，関連痛は生じない．個人差はあるが，僧帽筋，胸鎖乳突筋，大胸筋，上腕筋，上腕二頭筋，前腕筋群，母指球筋，脊柱起立筋，腰方形筋，下腿三頭筋，足底骨間筋，足趾先端部で確認できることが多い．

f．トリガーポイント

筋膜性のトリガーポイントは非常に過敏な点で，骨格筋や筋膜内で硬いバンド状をなしている．その部分を圧迫すると痛みが生じると同時に，そこから離れた部位に特徴的な関連痛が生じる．RAで多くみられるトリガーポイントを図1-a〜mに示す．

3）各関節における触診ポイント

a．肩関節

僧帽筋・肩甲挙筋・棘上筋・棘下筋・菱形筋・大胸筋・大円筋・小円筋・広背筋・脊柱起立筋・上腕筋・上腕二頭筋・上腕三頭筋など，広い範囲を触診し，筋緊張亢進部位や圧痛ポイントを探索する．頸部の前屈位，肩甲帯挙上位，肩関節の各運動制限がみられる姿勢不備の状態では，肩甲挙筋，棘上筋，棘下筋，菱形筋，大胸筋，大円筋，小円筋，広背筋に筋スパズムが発生しやすく，検者のソフトタッチでも過剰な圧痛が出現する場合もあるため，

第IV部 症例報告—疾患別 ROM 治療の実践

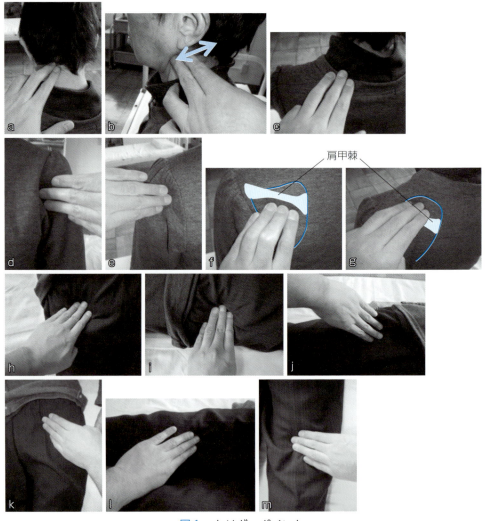

図1　トリガーポイント
a：後頭部，b：顎関節付近，c：肩甲挙筋，d：三角筋前部，e：三角筋後部，
f：棘下筋，g：棘上筋，h：小殿筋後部，i：梨状筋，j：長短内転筋，k：大腿直筋，l：内側広筋，
m：大腿二頭筋

実施時には説明と理解を求める必要がある．

　b．肘関節

　肘関節では，炎症，腫脹，上腕筋，上腕二頭筋，上腕三頭筋，腕橈骨筋の筋緊張の状態，関節拘縮の程度，関節周囲の腫脹，尺骨滑車切痕と上腕骨滑車が形成する関節裂隙，上腕骨遠位・橈骨頭・肘頭の位置関係を確認し，関節の構築学的問題が生じていないかをみる．

c．手関節

橈骨手根関節，尺骨手根関節，遠位橈尺関節を意識し，腫脹・炎症・疼痛を確認する．また，総指伸筋腱，尺側手根屈筋腱，長母指伸筋腱などの腱鞘は滑膜炎が生じ腫脹を起こしやすいので注意して触診する．

d．手指

手背から手指にかけて起こる腫脹を確認する．手背は，検者の母指もしくは示指でソフトに圧をかけながら皮膚の抵抗を触診する．MCP関節の腫脹を触診する場合，正中にある伸筋腱の両側から挟むようにして腫脹を確認する．基節骨やPIP関節の腫脹は，検者の母指と示指で骨や関節を挟むようにして触診する．圧痛の確認は，検者の母指と示指で筋や関節に圧をかけながらそれぞれ触診する（図2）．

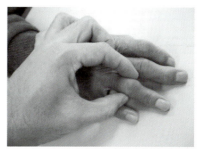

図2　手指

e．膝関節

膝関節周囲の腫脹，炎症，圧痛を手掌と指で確認する．膝関節のROM制限がある場合，膝蓋骨の状態を把握することは重要である．膝関節伸展位で膝蓋骨を上下左右に移動し，浮き沈みや骨レキ音を触知し，膝蓋跳動の有無を確認する（図3）．

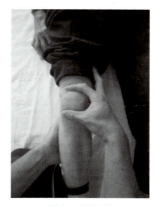

図3　膝関節

f．足関節

距腿関節の腫脹，炎症，疼痛と，距骨下関節の変形により踵骨のアライメントが崩れている場合は，外果周辺の腫脹，炎症，圧痛をみる．

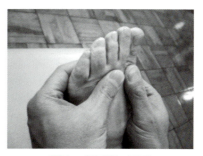

図4　前足部，足趾

g．前足部と足趾

中足骨背側部と中足指節（MTP）関節を手指で圧迫し腫脹や疼痛を確認する．MTP関節の腫脹は，関節裂隙を意識し，検者の示指と中指を足底から圧迫，背側の関節裂隙を母指で圧迫し抵抗感を確認する．足底骨間筋と末節骨付近は筋スパズムが生じやすく圧痛が強い．検者は母指と示指もしくは母指

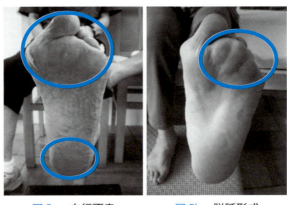

図5a 血行不良　　図5b 胼胝形成

と中指で末節骨を挟み抵抗感を確認する（図4）．

h．足底

縦アーチと横アーチの扁平化を検者の母指で圧をかけ確認する．横アーチが扁平化している場合，MTP関節付近での足底骨間筋の血行不良，スパズム，胼胝の形成（図5-a，b）となり，腫脹や圧痛が確認できる．

3．病態別ROM治療

1）骨破壊や変形

骨破壊は，骨びらん（骨の一部が欠ける状態）など，骨浸食，強直，骨粗鬆，さらに，関節の構築学的変化では関節裂隙の狭小化が発生する．早期の段階でX線画像では異常所見が認められなくても，MRIやUS法で骨びらんや滑膜炎が抽出される場合があるため，画像所見は重要である．病期の評価では，Steinbrocker-stage分類（表3）を理解したうえで，各関節状態を把握し，それぞれのstageに合った適切なROM治療を実施することが望まれる．stage Iの初期段階では，機能低下を引き起こす問題がみられないため作業療法士による徒手的ROM治療の直接的介入の必要性を求められることは少ないが，動作や運動方法指導は重要である．ところが，炎症症状が確認できる関節においては，運動と安静のバランスを考えた関節管理方法を説明する必要がある．よってこの初期の段階から作業療法士によるROM治療の介入は，予防医学の観点からは非常に重要で，stage IからROM治療を実践しているRA患者でROM制限を起こさず維持できている事例が多い．stage II，IIIの進行期では，骨破壊，炎症，関節変形，筋萎縮が認められるため，機能評価，視診，触診は慎重に行う必要があり，全身くまなく確認する意識が求められる．急性炎症やムチランス変形の場合は，医師と相談のうえ，徒手療

表3 Steinbrocker-stage 分類（病期）（文献2) より)

Stage	X線所見	筋萎縮	皮下結節 腱鞘炎	関節変形	強直
Ⅰ（初期）	軽度の骨粗鬆症 骨破壊なし	なし	なし	なし	なし
Ⅱ（中等度進行）	骨粗鬆症あり 軽度の軟骨，軟骨下骨破壊あり 関節裂隙の狭小化	関節周囲のみ	リウマチ結節 腱鞘炎あり	なし	なし
Ⅲ（高度進行）	骨粗鬆症あり 軟骨，骨破壊あり	広範	リウマチ結節 腱鞘炎あり	亜脱臼 尺側偏位 過伸展	なし
Ⅳ（末期）	Ⅲに強直が加わる	広範	リウマチ結節 腱鞘炎あり	亜脱臼 尺側偏位 過伸展	繊維性または 骨性強直あり

法を検討すべきである．進行期や急性炎症期で徒手療法を実施することは否定的ではない．なぜなら自主管理的運動方法では，誤った運動となる傾向が強く，筋・関節に負担となり炎症や疼痛が増強する可能性が高い．よって，作業療法士による徒手療法は，筋・関節の状態安定を促す．一般的にRAにおけるROM治療は愛護的に行うことが原則であると教育されるが，筆者の臨床経験から，治療中運動痛が起こる限界領域まで徒手的にアプローチをしないと，逆に，関節拘縮の改善や予防などの治療効果は望めないことを多く経験している．stage Ⅳの末期では，骨の強直や関節変形が重度であるため大きな可動域の改善は望めない．しかし，関節包内への治療効果が望めなくても，筋緊張のメンテナンスを行い，筋出力を促進し，関節運動を維持させることは，ADL維持につながる．

2）関節炎

RAは，滑膜炎によって骨・関節破壊が生じる肉芽腫性関節炎である．腫脹や疼痛などの関節炎症状が手指，手関節，足趾など末梢の小関節に出現する．関節炎の評価は，関節局所の身体所見や画像検査によって行われる．身体的にみる炎症所見は，視診による腫脹や発赤，関節変形の有無，触診による関節の腫脹，熱感，筋スパズムの有無を確認する．さらに画像評価として，関節超音波検査（関節エコー）は滑膜の肥厚，関節液の貯留，滑膜内の血流シグナルなどが抽出できるため関節炎症の評価には有用である．ROM治療を行う際，滑膜の増殖や滑液の貯留による軟性の関節腫脹や筋スパズムを触知できる触診術は，関節炎の有無を確認する重要な手技である．著明な関節炎が確認される場合は，関節包内運動は避け，滑膜炎が起こり腫脹や疼痛がみられる場合は，炎症が起こっている関節周囲筋の筋緊張を確認し，スパズムがみられる場合は，徒手療法としては，筋のリラクセーションやストレッチ

を行い筋緊張を整える.

3）痛み

　RAの痛みは，疾患活動性の悪化，炎症による軟部組織の破壊，関節アライメントの不備，関節の動揺，関節変形，関節拘縮，皮膚症状，気候や気圧の変化，心理的ストレスや不定愁訴などが挙げられる．画像所見，血液検査，薬物療法の経緯，問診，既往歴，生活歴，視診，触診，動作分析で痛みの原因を絞り込む．客観的疼痛評価法として，VAS（Visual Analogue Scale），表情尺度スケール（Face Scale），うつテスト，NRS（Numeric Rating Scale），VRS（Verbal Rating Scale）などを用い参考にする．疾患活動性や炎症が要因である痛みの場合，積極的なROM治療は制限し，関節への負担がかからない筋のリラクセーションなどを行う．運動痛が生じる場合は，関節包内運動の改善，筋緊張の調整，関節アライメントの修正による筋・関節の正しい収縮や運動を促進し，痛みの軽減へと導く．心理的要因で起因される痛みは，治療中の対象者との会話を楽しんだり，笑ったり，悩みや訴えを傾聴したり，コミュニケーションで痛みを調整する手法も必要である．

4．部位別ROM治療

1）上肢のROM治療

　生活の中で上肢は各関節の複合動作が必要とされるため，筋や関節の機能バランスを丁寧に徒手療法にて調整することが重要である.

a．肩関節

　肩甲上腕関節（第一肩関節），第二肩関節，肩鎖関節，胸鎖関節，肩甲胸郭関節の罹患により運動痛を生じ，ROM制限につながることが多い．痛みや運動の負担を軽減するために代償反応として，肩の挙上現象が起こる．この現象で，肩周囲筋の筋緊張がさらに亢進し，筋不全による二次的ROM障害を引き起こす．肩の挙上現象により，僧帽筋，肩甲挙筋，胸鎖乳突筋，棘上筋，棘下筋，前鋸筋，小円筋，広背筋，鎖骨下筋など，肩甲骨周囲や鎖骨周囲の筋緊張が亢進し，肩甲骨の動きが抑制され肩甲上腕リズムが不良となる．二次的障害によって起こった筋スパズムや筋緊張亢進は各関節の可動性を阻害し，姿勢の不備を生む．関節運動の可動性を改善するため，徒手療法を実施する．僧帽筋，胸鎖乳突筋，肩甲挙筋，棘上筋，棘下筋，前鋸筋，広背筋，鎖骨下筋の状態を確認し，筋緊張が亢進しているようであれば，リラクセーションやストレッチにて筋を調整する（図6-a, b）．肩甲上腕関節，肩甲胸郭関節，肩甲胸鎖関節の可動性や肩甲上腕リズムを改善させるためには肩鎖関節や肩甲骨のアプローチが重要であるので，肩鎖関節の可動性を確認する（図

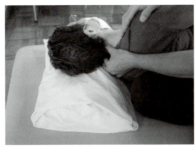
図6a 僧帽筋のリラクセーション

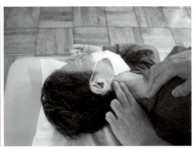
図6b 胸鎖乳突筋のリラクセーション

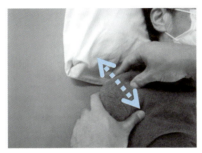
図7 肩鎖関節の確認

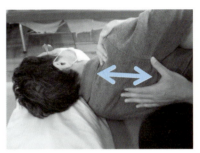
図8 肩甲帯のリラクセーション

7).次に肩甲骨のポジショニングや可動性を改善するためには,付着している前鋸筋,小円筋,広背筋そして大小の菱形筋へのアプローチが重要である.具体的手法として,対象者は側臥位となり,作業療法士は肩甲骨の挙上,内転,外転,下制などポジショニングを確認し,片側で肩甲骨を保持,もう一方は肩関節付近を保持する.次に肩甲帯の挙上や下制を

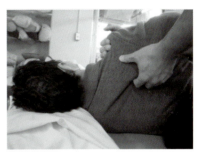
図9 菱形筋のストレッチ

ゆっくり大きく繰り返し行い(図8),僧帽筋,肩甲挙筋,広背筋,鎖骨下筋のストレッチを行う.さらに菱形筋をストレッチし(図9),肩甲帯全体を大きく回し,肩周囲筋のバランスを整える.回旋腱板や大胸筋のアプローチで肩関節の動きを改善できる場合があることを見落とさない.まず,肩関節外転90°位,肘関節90°屈曲位の状態で,肩関節内旋・外旋を徒手的に行う.骨性の制限がなく,可動域の制限,痛みなど強い抵抗がある場合は,関節包内や筋スパズムの問題があることを疑う.肩外転位で,大胸筋・小胸筋・小円

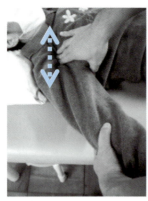
図10a 大胸筋のリラクセーション

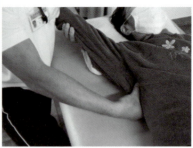
図10b 大円筋のストレッチ

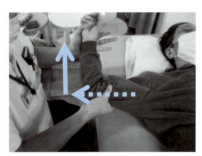
図11 長軸方向にトラクションをかけながら内外旋運動

筋・広背筋を触診する．硬さや圧痛などが感じられる場合は，リラクセーションで筋緊張を整える（図10-a, b）．次に，再度内旋外旋運動を行い抵抗感を調べる．多少可動域が拡大されたらさらにリラクセーションと内旋外旋運動を繰り返し施す．より効果的にROMを拡大させるために単に内旋外旋を繰り返すのではなく，肩関節と肘関節を結んだ長軸方向にトラクションをかけながら内旋外旋運動（図11）を行うと関節包内運動の活性化にもつながり，滑液の分泌が促進され筋スパズムの改善と関節包内運動の促進で，軟部組織性疼痛が軽減しROMは拡大する．治療には痛みが伴う場合があるが，作業療法士が痛みを恐れ，痛みが出ない範囲でROM治療を続けても治療効果は得られない．筋の伸長作用を高めるリラクセーションやストレッチでの痛みは対象者も作業療法士も乗り越えなければならない条件である．一方，リラクセーションやストレッチと併用し，等尺性運動を組み合わせると筋に柔軟性をもたらしROMを拡大することが可能である．たとえば，肩甲骨内転運動をつかさどる僧帽筋，菱形筋，烏口腕筋，外転運動をつかさどる前鋸筋，小胸筋，大胸筋を短時間の等尺性運動によって筋出力を促進し，筋の柔軟性を向上させ，肩甲骨の動きを改善させて，肩関節伸展を大きく拡大することが可能である．手順は，① 肩甲骨内転運動の抵抗と肩関節伸展角度を確認（図12-a）．② 肩関節を最大限屈曲しさらに肘関節を屈曲させ，手掌を頸椎付近にリーチする（このポジション

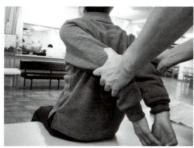
図12a　肩甲骨内転，肩関節伸展を確認

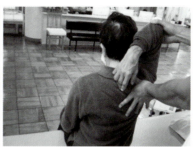
図12b　大円筋，広背筋のストレッチ

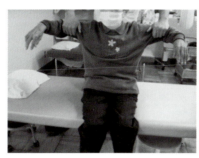
図13a　肩90°外転-肘90°屈曲

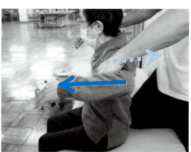
図13b　対象者は前方に力を入れる

ができなければ不適応と判断）．左右10秒間このポジションを保持し，大円筋や広背筋をストレッチする（図12-b）．③ 肩関節90°外転位，肘関節90°屈曲位で，前方に10秒間等尺性運動を行い，大胸筋，小胸筋，前鋸筋，三角筋前部，上腕筋，上腕二頭筋等の筋出力を促す（図13-a，b）．④ 同じポジションで，後方にも等尺性運動を行い，僧帽筋，三角筋後部，菱形筋，烏口腕筋の筋出力を促す（図14）．この短時間の運動でも血行が促進され，筋は柔軟性を取り戻し，肩甲骨内外転運動や肩関節伸展のROMが拡大する（図15）．

b．肘関節

肘関節のROM阻害因子は，骨破壊・関節腫脹・関節裂隙の狭小化・拘縮・疼痛である．肘関節周囲に付着する筋は多関節筋が多く，肘関節だけにターゲットを絞った治療ではなく，肩関節・肘関節・手関節の三関節を連動させた治療が必要である．そして，上腕筋，上腕二頭筋，上腕三頭筋，腕橈骨筋などの筋スパズムがある場合，スパズムをリラクセーションにて軽減し，動筋と拮抗筋の筋緊張のバランスを整える．その後，肘関節屈曲伸展のROMを行い抵抗感を確認する．ここで，屈曲運動を行う際，屈曲90°位からさらに屈曲する場合，尺骨近位部を検者の母指と示指中指で挟み（図16），上腕骨の

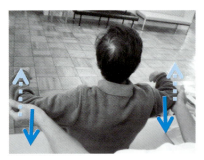

図14 対象者は後方に力を入れる

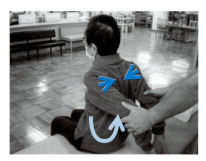

図15 肩甲骨内転と肩関節伸展が拡大

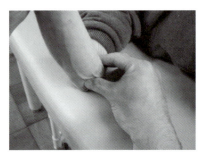

図16 尺骨近位部を保持

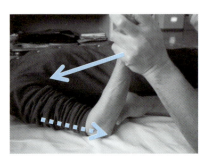

図17 長軸方向にトラクションをかけながら屈曲運動

長軸方向にトラクションをかけながら前腕を屈曲させるとさらにROM治療効果が得られる（図17）．また，前腕回内外運動は食事の際，口までのリーチに大きく影響を与える．よって，X線像で腕橈関節，上橈尺関節の関節裂隙の狭小化や骨破壊がないかを確認し，筋では，腕橈骨筋，方形回内筋，回外筋の筋緊張を触診で確認する．骨性の制限がなく筋スパズムでROM制限が起こっている場合，前腕筋群のリラクセーション，方形回内筋のストレッチを行いバランスの良い筋出力を引き出せるようにし，腕橈関節，上橈尺関節，腕尺関節を意識しながら，前腕回内外運動を徒手的に現状の制限可動範囲内で，もしくは少々大きく可動させる．アプローチの際，肩関節の治療同様，運動痛や圧痛が生じることもあるが，この痛みを乗り越えないと治療効果が望めない場合もある．また，ADLを想定したROM治療は重要である．たとえば，食事の際，箸やスプーン・フォークの操作で口まで食物を運ぶには，肩関節回旋運動と前腕回内外運動の複合運動となるため，生活行為を想定した治療が重要になる．人工肘関節置換術（TEA）後のROM治療では，腫脹の軽減を優先し，上腕および前腕筋群のリラクセーションを早期より実施する．

また，肘関節の屈伸運動制限は肩関節にも影響を与えるため，術後早期より肩周囲筋の筋緊張を軽減させるリラクセーションは，上肢機能を維持するためには必要である．入院時術後早期に適切なアプローチを行い，退院後定期的に外来にてアプローチを継続することで，ROM は確実に保たれる．この肩関節周囲筋の筋緊張低下や血行促進は，TEA 後の肘関節周辺の腫脹や肩への負担軽減，姿勢不備の予防につながる．

c．手関節

手関節は，腫脹，炎症，骨破壊，関節裂隙の狭小化，強直，尺側偏位，掌側脱臼・亜脱臼など罹患率が高い関節であるため，ROM 制限の原因を明確にし，状態に適合する治療手技を選択する．関節に炎症，腫脹，変形，アライメントに不備がある場合，徒手療法は軽く筋のリラクセーションや関節モビライゼーションを実施することにとどめ，スプリント療法を併用する．ADL 上手関節の機能は必然であり，状態の悪化を未然に防がなければならない．骨性や炎症などの問題がなく ROM 制限が起こっている場合，前腕筋群や手内筋を触診する．腕橈骨筋，方形回内筋，回外筋，手内筋は筋緊張が亢進しやすく，短縮へ移行し，前腕回内外の制限，手関節の拘縮や強直を招く原因となるため，手関節周囲筋のリラクセーション，関節モビライゼーションを丁寧に実施することが望ましい（図 18-a, b）．また，食事場面で，箸やスプーンの把持操作を考えた場合，手関節屈曲，前腕回内外，肘関節屈曲，肩関節内外旋の複合運動が必要となるため，徒手療法でも，応用動作を想定した筋活動や関節運動を行う．

d．手指

示指から小指にかけ，腫脹，炎症，骨破壊，拘縮，MCP 関節の掌側脱臼・亜脱臼・尺側偏位，スワンネック変形，ボタン穴変形，動揺関節などさまざまな状態を呈する．視診による変形と触診による関節状態，筋緊張を確認する．MCP 関節の尺側偏位や脱臼と母指の内転位で虫様筋や骨間筋が萎縮する．まずこれら手内筋群の筋緊張をリラクセーションやストレッチにより軽減させる（図 19）．MCP 関節の尺側偏位や脱臼により中手骨と基節骨のアライメントが崩れている場合は，アライメントを修正，中手骨遠位端部を固定し，基節骨を長軸方向に軽微なトラクションを加えながら，基節骨を中手骨に対して滑らせるように屈伸させる（図 20）．母指では，手根中手（CMC）関節の炎症，疼痛，手掌内外転，亜脱臼，MP 関節の炎症，疼痛，動揺，強直，過伸展，屈曲拘縮，IP 関節の動揺，側方偏位，過伸展など個々に複合された変形を呈する．代表的な変形としてZ変形があるが，アライメントの不備により，長短母指伸筋，長短母指屈筋，長短母指外転筋，母指対立筋，母指内転筋それぞれに筋スパズム，圧痛が確認される．リラクセーションや関節モ

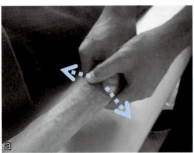 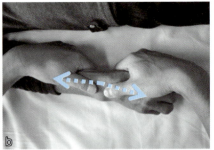

図18　手関節のアプローチ
a：方形回内筋のストレッチ（尺骨橈骨のトラクション），b：長軸方向へのトラクション

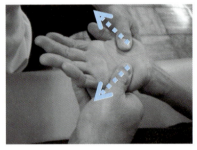 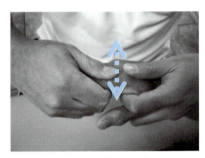

図19　対立筋のストレッチ　　図20　MCP関節のモビライゼーション

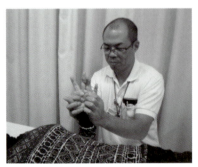

図21　中手骨のモビライゼーション

ビライゼーションを施し，屈曲・伸展・外転・内転・対立運動促進し，ROMの改善に努める（図21）．

2）下肢のROM治療

ADL上移動能力の向上は，生活行為全体を向上させる重要な取り組みである．個人の生活行為を想定した筋力や関節運動を評価し，作業療法でも下肢のROM治療を実施することは必然である．

a．股関節

股関節の屈伸状況を徒手的に確認し，抵抗や痛みが感じられる屈曲角度を把握する．その原因が，骨性のものか，筋緊張亢進やスパズムによるものか考察する．触診するポイントとなる筋は，股関節前方の筋群である大腿筋膜張筋，縫工筋，腸腰筋，恥骨筋，長内転筋，大腿直筋，股関節後方の筋群で

は，大殿筋，中殿筋，小殿筋，梨状筋，大腿方形筋である．屈曲内旋肢位優位と関節裂隙の狭小化により伸展，外転，外旋制限が現れる．骨性の問題がなく，股関節伸展外転に働く筋群の筋緊張が亢進し，ROM 制限を起こしている場合，腹臥位にて腰方形筋，殿部，ハムストリングスにかけ，リラクセーションやストレッチなど徒手療法で筋緊張を調整し，さらに，股関節 0°位，膝関節 90°屈曲位のポジションで，股関節伸展外旋内旋および膝関節伸展屈曲の等尺性運動（筋出力促進運動）を施す（図 22-a〜e）．次に背臥位にて，等尺性運動を実施する．ポジションは，股関節 90°屈曲，膝関節 90°屈曲，足関節 90°位で，屈曲伸展外転内転運動を誘発する（図 23-a〜c）．このように筋のリラクセーション，関節包内運動促進，等尺性収縮運動の組み合わせで効率の良い筋出力が学習でき，ROM を拡大することができる（図 24-a, b）．人工股関節置換術（THA）後の ROM 治療は，脱臼肢位を考慮し，特に内転方向は注意すべきである．また，侵入アプローチによって内旋・外旋，過屈曲伸展にも十分注意を払う．

b．膝関節

関節症状が ROM 制限の原因の場合，痛みが起こらない範囲で，関節内圧を変動させないよう愛護的に ROM 治療を行う．炎症や疼痛が強く歩行に影

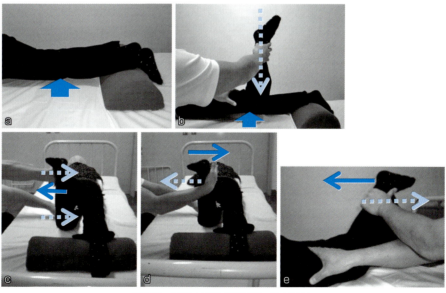

図 22　下肢の等尺性運動（腹臥位）

（──▶対象者が力を入れる方向，┄┄▶作業療法士の抵抗方向）
a：膝関節等尺性伸展 10 秒，b：膝関節屈曲位で股関節等尺性伸展 10 秒，c：股関節外転を抑制し等尺性外旋 10 秒，d：股関節外転を抑制し等尺性内旋 10 秒，e：膝関節 45°屈曲位からの等尺性屈曲 10 秒

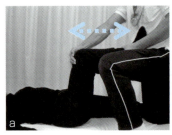 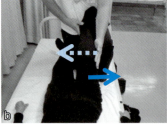 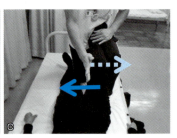

図23　股関節の等尺性運動
a：股関節90°屈曲-膝90°屈曲位で等尺性屈曲・伸展を各10秒，b：股関節90°屈曲-膝関節90°屈曲位で等尺性外転を10秒，c：同様に内転運動を10秒

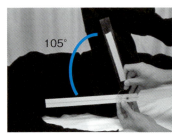 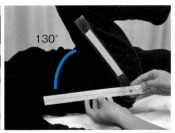

図24a　等尺運動前の股関節屈曲　　図24b　等尺運動後25°屈曲角拡大

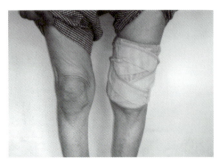

図25　筆者監修らくらく温泉ひざサポーター

響する場合は，ROM治療は中止し，物理療法や膝サポーター（図25）を使用して関節保護に努める．筋の短縮やスパズムが原因となる場合は，ターゲットとなる筋のリラクセーションやストレッチが有効となり，どちらの原因においても物理療法と徒手療法を併用することは治療効果を高める．筋スパズムの好発部位は，大腿直筋，大腿筋膜張筋，内外側広筋などである．リラクセーションによりスパズムを軽減し，膝蓋骨を徒手的に上下左右滑らすように動かす（図26）．さらに，屈伸運動を促進するため，股関節軽度屈曲位，膝関節90°屈曲位で，術者は膝関節下方の下腿を両手で包むようにして保持，脛骨関節面を上下に動かし，関節包内のすべり運動を促進（図27）．また，下腿部を前方に引き出しトラクションをかけながら関節の屈伸運動を行うとさらにROM治療の効果が得られる（図28）．人工膝関節置換術（TKA）後のROM治療では，

早期より膝関節周囲の腫脹を軽減させるため，大腿や下腿部の筋のリラクセーションにて血行を促進，術後パスにのっとりCPM（持続的関節他動訓練器）と徒手療法の併用を実施する．

c．足関節

関節炎が起こっている場合，アイシングや湿布で炎症を抑え，サポーター（図29）やテーピングなどで関節運動を抑制し，症状の鎮静化を図る．軟部組織性疼痛や筋スパズムが原因のROM制限の場合，物理療法，関節モビライゼーション，下腿三頭筋のストレッチやリラクセーションで疼痛を軽減しROMを改善する．ROM治療では，背臥位にて底背屈運動促す．背屈の際，距骨下関節を長軸方向にトラクションをかけながら背屈を行うとより効果的である（図30）．

d．足趾

外反母趾・たち指・内反小趾などの変形は横アーチや縦アーチの扁平化から起因する．アーチが崩れることで底側背側骨間筋や虫様筋のスパズムが発生，足趾伸筋腱が短縮し，足趾の屈曲運動に強い痛みを伴う制限が起こる．横アーチの扁平化が進行すると中足骨頭付近に胼胝が生じ，痛みにより歩行時の正しい足底内の体重移動が不備となり踵歩きや足関節への負担がかかりいわゆるペンギン歩行など移動能力に影響を与える．したがって，早期より足底の状態を把握し，骨間筋や虫様筋のリラクセーション，中足骨のモビライゼーション（図31），足趾の伸筋ストレッチ（図32）などを行い変形予防に努める．外反母趾・内反小趾の重度化や重複趾の発生は適応靴の選択に非常に苦労するとともに手術へ移行する事例が多いため，徒手療法，タオルを利用した自主的足趾屈曲運動や適応靴の評価と導入，アーチサポートや足底板の挿入などの靴療法を併用することが重要である（図33）．

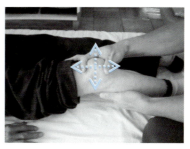

図26　膝蓋骨の上下左右運動

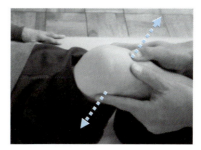

図27　関節包内すべり運動

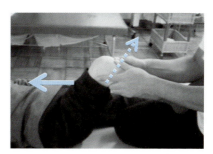

図28　下腿を引き出しながら屈曲運動

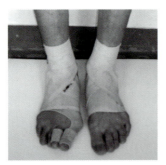

図29 筆者作アンクルサポーター

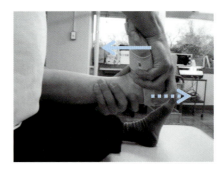

図30 距骨下関節のトラクションと下腿三頭筋のストレッチ

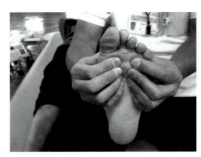

図31 虫様筋・骨間筋のリラクセーション

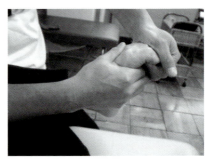

図32 足趾伸筋ストレッチ

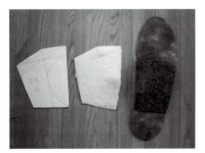

図33 筆者作手づくりアーチサポート

治療（事例報告）

　実際のROM治療を，徒手療法，スプリント療法に分け，それぞれの治療効果を紹介する．

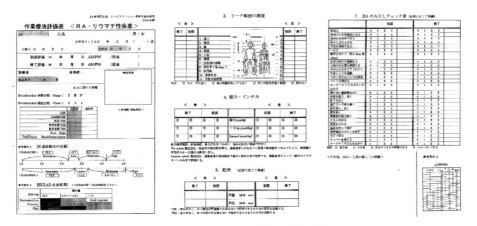

図34 RA・リウマチ性疾患評価表

1．事例紹介

骨破壊が進行していても20年間のリハ継続でROMやADLを維持している事例

1）基本情報
- 70代，女性
- RA歴：34年
- stage Ⅳ，class 2

2）薬物歴

サラゾピリン，クリノリル⇒シオゾール，リマチル⇒リウマトレックス（現在）

3）手術歴

肘関節滑膜切除術，手関節固定術

4）リハビリテーション歴

平成6年当院リハ入院にて初めて作業療法・理学療法を体験，以降平成27年2月までの20年間毎年リハ入院を実施．肩関節に著明な骨破壊やROM制限をきたすもADLは自助具使用でほぼ自立．

2．作業療法

1）評価

当院オリジナルRA・リウマチ性疾患評価表（図34）を用いて上肢ROM，リーチ，変形，上肢機能（STEF），握力・ピンチ力，ADL（B.I）を評価．平成6年初回時（表4）と平成26年現在を表す（表5）．

表4 初回作業療法評価（平成6年9月実施）

＜上肢ROM-Test：測定肢位椅坐位―active＞

右	関節部位・方向	左
	肩関節	
80°	屈曲	100°
55°	伸展	40°
85°	外転	80°
－15°	外旋	10°
	肘関節	
45°～110°	屈曲	35°～120°
－45°	伸展	－35°
	前腕	
60°	回内	65°
45°	回外	80°
	手関節	
0°	背屈	5°～30°
20°	掌屈	－5°

※肩関節屈曲時肩甲帯の拳上，体幹伸展の代償大きい

＜関節の状態および変形＞

右	関節	左
運動痛	肩関節	運動痛
自発痛 運動痛 腫脹	肘関節	自発痛 運動痛 腫脹
腫脹	手関節	腫脹
スワンネック変形 尺側偏位	手指	スワンネック変形 尺側偏位
CMC：掌側外転 MCP：伸展不全 IP：過伸展	母指	CMC：掌側外転 MCP：動揺
	股関節	
	膝関節	運動痛・荷重痛
	足関節	
扁平化	足底アーチ	扁平化
外反母趾　たち趾 重複趾	足趾	外反母趾

表5 現在の評価結果（平成26年12月実施）

＜上肢ROM-Test：測定肢位椅坐位―active＞

右	関節部位・方向	左
	肩関節	
95°	屈曲	110°
45°	伸展	40°
70°	外転	70°
25°	外旋	20°
	肘関節	
30°～135°	屈曲	35°～145°
－30°	伸展	－35°
	前腕	
50°	回内	40°
60°	回外	55°
	手関節	
0°	背屈	30°
0°	掌屈	15°

※肩関節屈曲時肩甲帯の拳上，体幹伸展の代償は軽減

＜関節の状態および変形＞

右	関節	左
軽度運動痛	肩関節	
	肘関節	
固定術	手関節	
スワンネック変形 尺側偏位	手指	スワンネック変形 尺側偏位
CMC：掌側外転 MCP：伸展不全 IP：過伸展	母指	CMC：掌側外転 MCP：動揺
	股関節	
軽度運動痛	膝関節	運動痛
	足関節	
扁平化	足底アーチ	扁平化
外反母趾 たち趾	足趾	外反母趾

2）介入

a．徒手療法―運動機能へのアプローチ

平成6年時の初回入院ではほぼ全身の関節に疼痛が出現している状態で，ADLは自立であったが努力を要する行為が多くみられた．上肢ROM制限の原因は，骨破壊や疼痛によるもので当時十分な薬物療法の効果が得られず，疼痛による二次的障害で肩周囲筋や上肢の筋群に筋スパズムが出現し，ROMの低下を引き起こしていた．作業療法では，肩周囲筋，上肢を中心とした運

表4 つづき（平成6年9月実施）

<リーチ範囲の測定>

右	到達部位	左
0	1：頭上	1
2	2：頭頂	3
1	3：額	3
0	4：後頭	0
2	5：口唇	3
2	6：咽頭	3
1	7：反対側の肩峰	1
0	8：肩甲骨下角5 cm下	0
0	9：肛門部	3
3	10：腓骨外果	3
3	11：母趾末節骨頭	3

判定：3 スムーズに届く，2 多少困難があっても届く，1 何とか指先が届く程度，0 届かない

<握力・ピンチ力>

右		左	
①0　②0	握力（mmHg）	①0　②0	
①1.4　②1.9	Ⅰ-Ⅱ tip pinch (kg)	①1.4　②1.5	
①0.7　②1.1	Lateral pinch (kg)	①0.9　②1.4	

※握力：水銀握力計，ピンチ力：OG技研ピンチ計

<ADL>Barthel Index

起居・移乗	15	
移動・歩行	15	
階段昇降	10	一段二歩
食事	10	
更衣	10	
入浴	0	洗体一部介助
整容	0	洗顔タオルで拭く
トイレ	10	
排便自制	10	
排尿自制	10	
点数	90	

表5 つづき（平成26年12月実施）

<リーチ範囲の測定>

右	到達部位	左
0	1：頭上	0
2	2：頭頂	1
2	3：額	2
1	4：後頭	0
2	5：口唇	3
1	6：咽頭	3
1	7：反対側の肩峰	3
0	8：肩甲骨下角5 cm下	0
2	9：肛門部	2
2	10：腓骨外果	2
1	11：母趾末節骨頭	1

判定：3 スムーズに届く，2 多少困難があっても届く，1 何とか指先が届く程度，0 届かない

<握力・ピンチ力>

右		左	
①88　②84	握力（mmHg）	①86　②76	
①0.4　②0.6	Ⅰ-Ⅱ tip pinch (kg)	①0.8　②0.7	
①1.4　②0.7	Lateral pinch (kg)	①1.1　②1.2	

※握力：水銀握力計，ピンチ力：OG技研ピンチ計

<ADL>Barthel Index

起居・移乗	15	
移動・歩行	15	
階段昇降	10	一段二歩
食事	10	
更衣	10	
入浴	0	洗体一部介助
整容	5	洗顔自助具使用
トイレ	10	
排便自制	10	
排尿自制	10	
点数	95点	

動療法を実施した．リラクセーションにて筋緊張を調整，筋出力を高め，可動範囲内でスムーズに可動できるようアプローチを行った．結果，疼痛は軽減し，ROMも拡大，ADLでは努力性行為が減少し，行為時間の短縮にもつながった．以降20年間毎年リハ入院を実施し，骨破壊の進行はあるものの身体機能，ADLは20年前とほとんど変わらない状態を維持している．左肩関節をX線像でみると上腕骨頭がかなり破壊されていることが確認できる（図

表4 つづき（平成6年9月実施）
<STEF>

検査項目	所要時間	各検査得点
検査1（大球）	右 9.75 左 8.27	7 9
検査2（中球）	右 8.50 左 7.04	8 9
検査3（大直方）	右 12.71 左 12.82	8 8
検査4（中立方）	右 13.49 左 13.47	7 8
検査5（木円板）	右 9.00 左 8.85	8 9
検査6（小立方）	右 10.85 左 11.08	8 8
検査7（布）	右 10.64 左 9.85	7 8
検査8（金円板）	右 10.38 左 12.34	9 9
検査9（小球）	右 15.23 左 12.72	9 10
検査10（ピン）	右 25.44 左 20.66	8 9
得点	右 79点	左 87点

表5 つづき（平成26年12月実施）
<STEF>

検査項目	所要時間	格検査得点
検査1（大球）	右 8.21 左 7.59	8 9
検査2（中球）	右 7.26 左 7.20	8 9
検査3（大直方）	右 13.27 左 11.53	8 9
検査4（中立方）	右 13.51 左 12.11	7 8
検査5（木円板）	右 10.26 左 9.15	8 9
検査6（小立方）	右 12.55 左 10.19	7 8
検査7（布）	右 7.56 左 8.68	9 9
検査8（金円板）	右 22.95 左 16.87	6 8
検査9（小球）	右 18.09 左 14.99	9 9
検査10（ピン）	右 21.12 左 14.42	9 10
得点	右 78	左 88

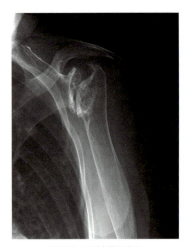

図35 X線像所見

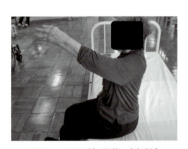

図36 肩関節屈曲（座位）

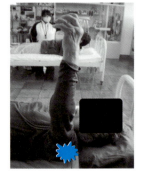

図37 肩関節屈曲（背臥位）

35）．このような関節構造の破壊では，痛みや筋力低下などの問題で，ほとんど肩の機能が働かないように推測されるが，筋に対して，リラクセーション

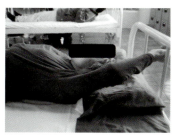
図 38　肩関節屈曲 160°まで改善

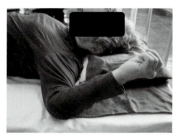
図 39　肩関節外旋運動の改善

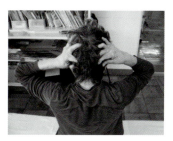
図 40　両手後頭部へのリーチ

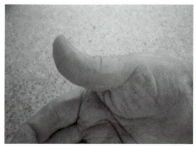
図 41a　母指 IP 関節過伸展

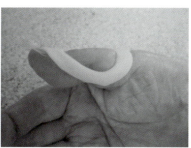
図 41b　セフティーピン装着

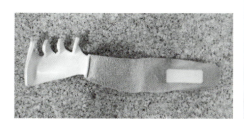
図 42　尺側偏位防止スプリントセパレートタイプ

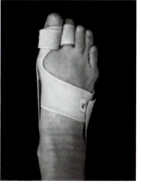
図 43　とんちゃん（中村ブレイス社製）

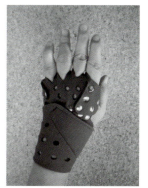
図 44　筆者考案 MP ハンドスプリント（日本作業療法学会発表）

やストレッチなど徒手療法による丁寧なアプローチを継続的に行い，動筋拮抗筋相互の筋緊張や筋出力のバランスを整えることで，代償運動を抑制し，運動に必要な筋の出力を発揮することができる．骨破壊が進行しても ROM が維持できることをこの事例から学ぶことができた．椅座位での肩関節 Active ROM は大きな変化は認められないが（図 36），背臥位での Active ROM では，平成 6 年当時では屈曲時に伴う肩甲帯の挙上と体幹伸展の代償運動が出現し，肩関節屈曲は 90°位までであったが（図 37），平成 26 年の評価では約 160°まで拡大している（図 38）．それぞれの筋緊張が軽減し，肩関節屈曲に伴う肩周囲筋の連動した過剰な筋収縮が起こらず，背臥位ではうまく三角筋前部，大胸筋上部，烏口腕筋が優位に収縮し，三角筋後部，大円筋，小円筋，広背筋が弛緩された状態で維持できるようになったことが要因であると分析する．この屈曲運動の改善は，更衣動作の時間短縮につながっている．また，屈曲時の肩甲帯挙上や体幹伸展の代償運動の軽減，さらには回旋筋群の筋出力促進により外旋運動が改善され（図 39），本対象者が強く望んでいた洗髪時両上肢で直接後頭部を洗うことがなんとか可能な状態になっている（図 40）．

b．スプリント療法─変形へのアプローチ

平成 6 年初回入院時に，スワンネック変形，母指指節間（IP）関節過伸展，手関節尺側偏位，MCP 関節尺側偏位，外反母趾の変形，扁平足が確認され，予防目的にスプリントを適応した．スワンネック変形と母指 IP 関節にはセフティーピン（図 41-a，b）を適応し，尺側偏位には，ポリキャスト EX を用いた尺側偏位防止スプリント（図 42），外反母趾には，市販の外反母趾サポーター・とんちゃん（図 43，中村ブレイス株式会社製）を適応した．その後，毎年入院時にスプリントの適合評価を実施．変形の変化やスプリントの破損時に改めて作製した．MCP 関節尺側偏位に対して掌側亜脱臼が確認され握力が低下し，家事動作に影響をもたらした時期があり，筆者オリジナルの MP ハンドスプリント（ウェットスーツ生地，図 44）を作製し，ADL 上で活用した．外反母趾へのアプローチではとんちゃんを装着していたが，重度な外反母趾ではなかったため装着率は低下し，扁平足のアプローチとともに整形靴や足底板にて対応してきた．しかし，整形靴がなかなか適応せず足趾と足底部の変形への対応を，筆者が紹介した市販のウォーキングシューズ（4E サイズ・重さ：300 g 以下・ソールがアウトソール＋ミッドソール＋インソールで構成され衝撃吸収力が高い）とアーチパッドをインソールに取り付ける方法に変更した．現在，足趾変形の進行，足趾の圧迫，足底の痛みなく快調に歩行ができる状態が続いている．

c．ADL へのアプローチ

上肢の ROM 制限が影響している生活行為は，整容と入浴動作であった．整容では，整髪と洗顔動作に困難を生じていた．このリーチ低下の問題を早期に解決するために自助具を作製した．整髪は特に後頭部のブラッシングが困難であった．自助具には長柄ブラシ（図 45）を作製した．長さ，角度，重

さ，柄の握り感がポイントであったため，材料として，軽量で角度調整がしやすいアルミフラットバー，最も軽量である100円ショップのブラシ，太柄にするためフォームラバー（アビリティーズ）を採用した．洗顔は両手に水を溜め顔にリーチすることが困難であったため，タオルで顔を拭く状況であった．しかし，本対象者より気に入った市販のフェイスブラシを使用したいとの希望があったため，アルミフラットバーを取り付け，さらに柄の部分には，把持しやすいようフォームラバーを挿入した長柄フェイスブラシを作製した（図46）．また入浴の際，ボディーブラシで背中部分を洗っていたが，脊柱付近をしっかりと洗いたいとの希望があったため，ブラシを壁に取り付け，身体を上下する方法で希望の洗体を叶えることができた（図47，48）．

<整容>

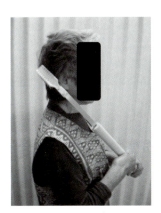

図45 長柄ブラシ

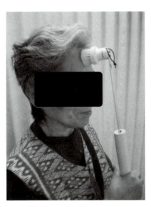

図46 長柄フェイスブラシ

<入浴>

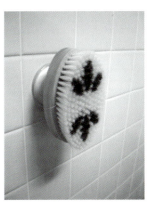

図47 壁に取り付けたボディーブラシ

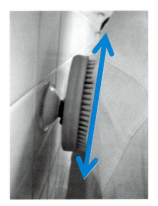

図48 身体を上下に動かし洗体

3）結果および考察

リハを開始して20年，進行性の疾患であるRAにおいて，骨破壊は進行しているものの上肢機能は改善し，変形・ADLはほとんど変化なく維持している．これは，作業療法・理学療法による身体機能に対する徒手療法，変形に対するスプリント療法，ADLアプローチを継続したことが，長年にわたりADLを自立させている要因であると考える．

まとめ

RAにおけるROM治療は，関節破壊や炎症を考慮し，可動域を維持する目的で愛護的に徒手療法を行うことが主体であった．しかし，筆者の経験からBioの恩恵を受けられている対象者だけでなく，いまだ疼痛や炎症に苦しむ対象者であっても，ROM治療は積極的に行うことが重要であり，訓練と治療の違いを明確に表現しなければならない部分だと考える．作業療法士がRA患者にROM治療を徒手的に施す際，痛みの解消やROMの改善などが治療目標となる．「治療効果が得られる可能性がある状態かを判断することが難しい」「アプローチ後の疼痛の発生が怖い」「軟部組織の破壊が怖い」「骨折するのでは…」との思いで消極的なアプローチにとどまることは残念である．確かに，RAのROM治療は難しい面もあるが，正しい知識，技術があれば決して困難な取り組みではない．また，すべての筋や関節において同じようなアプローチでは治療にはならない．筋や関節の状態を把握し，選択的に適切なアプローチを探索しながら行うべきである．ROMの拡大が望める可能性がある関節に対しては，多少の痛みを伴うアプローチでも必要であることを多くの対象者より学んできた．また，必ずしも関節を徒手的に動かすことがROMの治療ではなく，筋緊張調整のリラクセーションや等尺性運動など，筋へのアプローチ方法も取り入れながらその筋や関節の病態に適応する手技手法を選択し，積極的に行うことでROMが拡大する治療効果が得られる．

ROMが改善する可能性を秘めていることを適切に評価し，ROM制限をきたしている原因と向き合い，いろいろな手技手法を考え試行錯誤しながら取り組むことは治療効果と患者信頼関係につながる．骨や関節破壊が認められるためROMの改善は期待できないと判断してしまうことは治療効果に影響を及ぼす．事例のように骨破壊と反比例して機能が改善する場合もある．よって，ROM改善の可能性を信じ，治療手技を見直しながら常に最善の治療方法を提供していくことが必要である．ROM改善を対象者より先にセラピストがあきらめず，セラピストは手間ひまをかけ，可能性を引き出す治療を続け

ることが大切である.

文献

1) 西林保朗,他:リハ実践テクニック 関節リウマチ 改訂第2版,メジカルビュー社,2014
2) 公益財団法人日本リウマチ財団(監修):関節リウマチのトータルマネジメント,医歯薬出版,2011
3) 林 正春:RAの新しい治療戦略におけるリハビリテーション治療の位置づけ―ADL指導と自助具の活用. *Monthly Book Medical Rehabilitation* 121,全日本病院出版会,2010
4) 菅原洋子(編):作業治療学1 身体障害.日本作業療法士協会(監修):作業療法学全書 第4巻,協同医書,2008

索引

欧文

ADL　221, 246
core　111
core stability　111
end feel　70
How-to-touch　20
I・ADL　221
oblique translation 理論　153
perception　15
postural-set　22
recognition　15
ROM 制限　11

あ行

アクティブ・タッチ　92
圧痛点　225
痛み　12
インナーマッスル　111
運動の構え　22
炎症　224
横足根関節　11

か行

臥位　114, 204
下肢　202
肩関節　4, 26, 51, 153
下橈尺関節　6
感覚　15
感覚-知覚　17
環境　16
関節アライメント　17
関節上腕靱帯　153
関節包　170
関節リウマチ　221

急性期　211
胸鎖関節　4
強直　13
胸椎　112
距骨下関節　10
距腿関節　10
筋アライメント　17
筋の連結　63
脛骨大腿関節　9
痙縮手　94
痙性手　94
頸体角　127
脛腓関節　10
腱滑走　163
肩甲胸郭関節　4
肩甲上腕関節　4
肩甲帯　26, 27, 178
肩甲帯の機能　28
肩鎖関節　4
コア　111
コア・スタビリティ　111
拘縮　13
拘縮肩　169
股関節　9, 126, 131, 132
骨盤　109, 111, 130
コラーゲン線維　87

さ行

座位　33, 119, 204
弛緩麻痺　211
支持面　16
自助具　221
姿勢アライメント　128
姿勢筋緊張　18
姿勢調整　110

膝蓋大腿関節 10
自動運動 21
手関節 6, 78, 190
手根中央関節 7, 78
手指 6, 191
手指巧緻性 184
手指の関節 7
手掌 191
腫脹 224
上肢 178, 189
上肢活動課題 184
上橈尺関節 6
上腕骨骨折 152
生活関連動作 221
静的安定機構 53
脊髄損傷 211
脊柱 130
接触 15
側臥位 115
足関節 10, 143
足根中足関節 11
足指の関節 11
足部 10

た行

体幹 31, 109, 110
体幹深層筋 111
対象物 16
大腿部 130
ダイナミック・タッチ 19, 92
立ち上がり 204
他動運動 21
知覚 14
知覚-運動 15
知覚探索 193
知覚探索器官 91
治療的誘導 21
手 90, 189

手の構え 93
手の基本原則 193
手の特性 90
同化 15
道具操作 192, 197
橈骨遠位端骨折 161
橈骨手根関節 7, 78
動的安定機構 53
トリガーポイント 225

な行

日常生活動作 221
脳血管障害 178, 179, 189, 202

は行

背臥位 32
パワーグリップ 198
膝関節 9, 137
肘関節 5, 69
フォース・カップル 53
複合的関節運動 18
浮腫手 103
変形 224, 246

や行

やりとり 22
誘導 20

ら行

リウマチ結節 224
立位 120
ローテーター・カフ 54
肋骨 113

わ行

腕尺関節 6
腕橈関節 6

山本伸一（やまもと　しんいち）
1987年（昭和62年），愛媛十全医療学院卒業．
2015年（平成27年）4月現在，山梨リハビリテーション病院リハビリテーション部副部長，同作業療法課課長．日本作業療法士協会常務理事，制度対策部長．健康科学大学評議員・客員教授．
日本リハビリテーション病院・施設協会理事，山梨県作業療法士会会長，日本ボバース研究会学術局長，活動分析研究会（SIG）会長，CVA時期別OT研究会会長，『作業療法ジャーナル』誌編集委員．ボバース国際インストラクター．

臨床OT ROM治療─運動・解剖学の基本的理解から介入ポイント・実技・症例への展開

発　行	2015年5月15日　第1版第1刷
	2015年11月16日　第1版第2刷Ⓒ
編　集	山本伸一
発行者	青山　智
発行所	株式会社 三輪書店
	〒113-0033 東京都文京区本郷6-17-9　本郷綱ビル
	☎ 03-3816-7796　FAX 03-3816-7756
	http://www.miwapubl.com
装　丁	齋藤久美子
印刷所	三報社印刷 株式会社

本書の無断複写・複製・転載は，著作権・出版権の侵害となることがありますのでご注意ください．

ISBN 978-4-89590-509-1　C 3047

JCOPY　＜(社)出版者著作権管理機構　委託出版物＞
本書の無断複製は著作権法上での例外を除き禁じられています．複製される場合は，そのつど事前に，(社)出版者著作権管理機構（電話 03-3513-6969，FAX 03-3513-6979，e-mail: info@jcopy.or.jp）の許諾を得てください．